Handbuch der Kombinationsbewegungen

Handbuch der Kombinationsbewegungen

Ihre Anwendung bei der Untersuchung und Behandlung von mechanischen Störungen der Wirbelsäule

Brian C. Edwards
BSc BAppSci MPAA FACP
Specialist Manipulative Physiotherapist
Honorary Fellow, Curtin University of Technology
Perth, Westaustralien

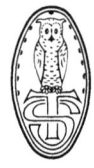

Steinkopff Verlag Darmstadt

Englische Originalausgabe:
Manual of Combined Movements
Churchill Livingstone, Medical Division of Longman Group UK Limited,
1992

Die Deutsche Bibliothek – CIP-Einheitsaufnahme

Edwards, Brian C.:
Handbuch der Kombinationsbewegungen : ihre Anwendung bei
der Untersuchung und Behandlung von mechanischen
Störungen der Wirbelsäule / Brian C. Edwards. – Darmstadt:
Steinkopff, 1994
  Einheitssacht.: Manual of combined movements <dt.>
ISBN-13: 978-3-642-85426-2   e-ISBN-13: 978-3-642-85425-5
DOI: 10.1007/978-3-642-85425-5

Das Werk ist urheberrechtlich geschützt. Die dadurch begründeten Rechte, insbesondere die der Übersetzung des Nachdrucks, des Vortrages, der Entnahme von Abbildungen und Tabellen, der Funksendung, der Mikroverfilmung oder der Vervielfältigung auf anderen Wegen und der Speicherung in Datenverarbeitungsanlagen, bleiben, auch bei nur auszugsweiser Verwertung, vorbehalten. Eine Vervielfältigung dieses Werkes oder von Teilen dieses Werkes ist auch im Einzelfall nur in den Grenzen der gesetzlichen Bestimmungen des Urheberrechtsgesetzes der Bundesrepublik Deutschland vom 9. September 1965 in der Fassung vom 24. Juni 1985 zulässig. Sie ist grundsätzlich vergütungspflichtig. Zuwiderhandlungen unterliegen den Strafbestimmungen des Urheberrechtsgesetzes.
Copyright © 1994 by Dr. Dietrich Steinkopff Verlag, GmbH & Co. KG, Darmstadt
Softcover reprint of the hardcover 1st edition 1994
Verlagsredaktion: Sabine Müller – Herstellung: Heinz J. Schäfer

Die Wiedergabe von Gebrauchsnamen, Handelsnamen, Warenbezeichnungen usw. in dieser Veröffentlichung berechtigt auch ohne besondere Kennzeichnung nicht zu der Annahme, daß solche Namen im Sinne der Warenzeichen- und Markenschutzgesetzgebung als frei zu betrachten wären und daher von jedermann benutzt werden dürften.

Satz: Mitterweger Werksatz, Plankstadt

Gedruckt auf säurefreiem Papier

Vorwort

Ziel des vorliegenden Handbuchs ist es, auf die Anwendung von Kombinationsbewegungen aufmerksam zu machen, wenn es um die Untersuchung und Behandlung mechanischer Störungen der Wirbelsäule geht. Das Handbuch sollte gemeinsam mit den ausführlicheren Texten von Maitland (1986) und Grieve (1988) verwendet werden.

Kombinationsbewegungen sind zwar nicht immer notwendig – auch mit Hilfe von Standarduntersuchungstechniken können ausreichende Ergebnisse erzielt werden –, es gibt aber Situationen, in denen sie nützlich sind. Bei den schwierigeren mechanischen Problemen ist ihre Anwendung oft unabdingbar.

Die Prinzipien, nach denen die Technik in Bezug auf das Bewegungsmuster und den Patienten (mit akuten, subakuten oder chronischen Beschwerden) ausgewählt wird, wurden dargestellt, und zwar mit der Absicht, eine Basis für die Wahl der anfänglich durchzuführenden Richtung zu geben. Der Gedankengang wurde sodann erweitert und eine Behandlungssequenz miteingeschlossen, die die Bewegungsrichtung und die Position des Gelenks miteinbezieht und nicht so sehr den Bewegungsgrad; ein Verständnis für die Prinzipien der in Grade eingeteilten Bewegung ist jedoch für das Gesamtkonzept unerläßlich.

Insgesamt hoffen wir, daß das Konzept und die Anwendung der Kombinationsbewegungen als hilfreiche und einfache Ergänzung in der Behandlung von Wirbelsäulenstörungen mechanischen Ursprungs gesehen wird.

Perth, 1992   B.C.E.

Danksagung

Ich möchte Mr. Chris Barrett MCSP, SRP, Grad. Dip. Manip. Ther. (WA) für seine große Unterstützung beim Zusammentragen des Materials und für seine nützlichen, konstruktiven Kommentare zum Text danken; Kathy O'Callaghan MAPA, Grad. Dip. Manip. Ther. (WA) bin ich zu Dank verpflichtet, da sie ein solch geduldiges und exzellentes Modell für die Fotos war, auf denen die Techniken dargestellt sind; schließlich danke ich meinen Sekretärinnen Barbra Livie und Dianne Robinson, deren Hilfe ich sehr schätze.

B.C.E.

Inhaltsverzeichnis

1. Subjektive Untersuchung der Wirbelsäule	1
2. Objektive Untersuchung der Wirbelsäule	4
3. Lendenwirbelsäule	9
Objektive Untersuchung der Lendenwirbelsäule	9
Untersuchung von Kombinationsbewegungen der Lendenwirbelsäule	18
Physiologische Behandlungstechniken	23
Anwendung akzessorischer Bewegungen (Bestätigung durch Palpation)	25
Prüfung passiver physiologischer Intervertebralbewegungen (PPIVM)	31
Untersuchung des Iliosakralgelenks	35
Untersuchung auf segmentale Hypermobilität	41
4. Obere Halswirbelsäule	42
Physiologische Bewegungen des Atlantookzipitalkomplexes	45
Physiologische Bewegungen des Atlantoaxialkomplexes	51
Untersuchung des Atlantookzipitalkomplexes mit Hilfe von Kombinationsbewegungen	57
Untersuchung des Atlantoaxialkomplexes mit Hilfe von Kombinationsbewegungen	61
Bestätigung durch Palpation	65
5. Mittlere und untere Halswirbelsäule und Brustwirbelsäule	76
Objektive Untersuchung der mittleren und unteren Halswirbelsäule	76
Untersuchung von Kombinationsbewegungen	84
Physiologische Behandlungstechniken	90
Anwendung akzessorischer Bewegungen (Bestätigung durch Palpation)	94
Akzessorische Bewegungen des Segments C6/Th1	97
Brustwirbelsäule	98
6. Bewegungsmuster	102
7. Wahl der Technik	107
Schlußfolgerung	128
Sachverzeichnis	129

1. Subjektive Untersuchung der Wirbelsäule

Andere Autoren haben die subjektive Untersuchung von Patienten mit Wirbelsäulenbeschwerden exzellent beschrieben (Grieve 1988, Maitland 1986), und der Leser soll auf diese Texte hingewiesen werden, da in ihnen genau dargestellt ist, wie eine ausführliche subjektive Untersuchung durchgeführt wird. Es gibt aber bestimmte Aspekte der subjektiven Untersuchung, die es wert sind, hervorgehoben zu werden; dies betrifft insbesondere die Anwendung von Kombinationsbewegungen bei der Untersuchung und Behandlung von Störungen der Wirbelsäule.

Aufzeichnen von Symptomen mit Hilfe eines Körperschemas

Zu der orthopädischen Standarduntersuchung der Wirbelsäule gehört eine genaue Aufzeichnung der Symptome und ihrer Verteilung. Dies kann auf verschiedene Weise erreicht werden. Ein Körperschema, auf dem der Therapeut markiert, wo der Patient Schmerzen, eine Parästhesie oder Anästhesie angibt, ist nützlich. Man muß dem Patienten sorgfältig erklären, daß es wichtig und notwendig ist, die Symptome zum Zeitpunkt der Beurteilung zu beschreiben. Wenn sich die Verteilung der Symptome ändert, kann die Veränderung im selben Diagramm eingezeichnet oder ein neues Diagramm verwendet werden. Dies ist ein wichtiger Gesichtspunkt der Untersuchung, da ein klares Verständnis der Symptome, die derzeit wahrgenommen werden, im Vergleich zu denjenigen, die ursprünglich angegeben wurden, sowohl auf die Diagnose des Krankheitsbildes als auch auf die Wahl der Behandlungstechniken wichtige Auswirkungen haben kann.

Symptomverhalten

Sind die Symptome beschrieben und ihre Verteilung dokumentiert, sollte man den Patienten befragen, wie die Symptome in verschiedenen Körperbereichen miteinander zusammenhängen (z. B.: hat der Schmerz in einem bestimmten Gebiet zugenommen, während er sich gleichzeitig in einem anderen Bereich veränderte? In welcher Reihenfolge traten die Symptome ursprünglich auf?). Diese Fragen werden bei der Anamneseerhebung häufig weggelassen. Die Antworten, die der Patient gibt, unterstreichen und implizieren jedoch die anatomischen Strukturen, die wahrscheinlich betroffen sind und die die Ursache für die Symptome des Patienten sein können. Sie können auch helfen, festzustellen, inwieweit ausstrahlende

Symptome eine Rolle spielen, wenn man zur objektiven Untersuchung übergeht. So ist beispielsweise bekannt, daß Schmerzen in der Supraskapularregion rechts mit Schmerzen im Bereich des rechten Arms lateral zusammenhängen, aber bei der anterioren Palpation der Halswirbelsäule kann nur der weiter proximal liegende Schmerz reproduziert werden, und es ist wahrscheinlich, daß sich eine Behandlung in dieser Höhe auf beide symptomatische Bereiche günstig auswirkt. Dies liegt daran, daß die verschiedenen Schmerzbereiche wahrscheinlich auf dieselbe Struktur zurückzuführen sind.

Die Konstanz der Symptome eines Patienten oder ihre Variabilität in der Schmerzintensität sind ebenfalls wichtige Aspekte bei der Anamneseerhebung und müssen festgehalten werden. Danach sollten Aktivitäten notiert werden, die zu einer Veränderung der Symptome führen, d. h.:

a) die Leichtigkeit, mit der Symptome aggraviert werden,
b) die Aktivitäten, die diese Verschlimmerung verursachen,
c) die Beziehung zwischen der Art der Aktivität und der Dauer und Intensität der hervorgerufenen Symptome (was manchmal auch als *Irritabilität* bezeichnet wird).

Diese Punkte geben nützliche Hinweise darauf, wie umfangreich die körperliche Untersuchung oder die Behandlung am ersten Tag ausfallen darf. Aktivitäten, die die Symptome verschlimmern, erleichtern oder nicht beeinflussen, müssen sorgfältig beschrieben und analysiert werden, und zwar in bezug auf die Anatomie und die Biomechanik der Wirbelsäule und auch hinsichtlich der Verteilung der Symptome des Patienten. Eine einfache Tätigkeit wie zum Beispiel im Garten graben, kann von zwei Patienten sehr unterschiedlich ausgeübt werden.

Hat man herausgefunden, welche Faktoren die Beschwerden verschlimmern und welche sie erleichtern, ist es nützlich zu beurteilen, welche besonderen Kombinationsbewegungen während dieser Aktivität durchgeführt werden. Dies ist insbesondere bei Patienten mit einem schweren oder irritablen Krankheitsbild wichtig, wenn man eine Position herausfinden muß, die zur Schmerzerleichterung führt. Eine genaue Analyse der Position/Aktivitäten, die zur Verschlimmerung bzw. Erleichterung führen, können die objektive Untersuchung rationalisieren.

Wenn sitzende, stehende oder liegende Stellungen die Symptome verschlimmern oder erleichtern, sollte dies sorgfältig festgehalten werden. Man sollte den Positionen, die vom Patienten zum Zeitpunkt der Untersuchung und Behandlung eingenommen werden, besondere Beachtung schenken.

Änderungen im Tagesverlauf

Mit weiteren Fragen findet man heraus, wie die Symptome des Patienten im Tagesverlauf variieren. Wichtige Punkte können hier zutage treten und den Therapeuten auf zugrundeliegende pathologische Abläufe aufmerksam machen. So kann beispielsweise eine prolongierte Morgensteifigkeit ein

Symptom entzündlicher Krankheitsbilder sein; ausgeprägte nächtliche Schmerzen können auf das Vorliegen eines schweren pathologischen Zustands hindeuten.

Anamnese

Die Anamnese der aktuellen und früherer Schmerzattacken seitens der Wirbelsäule muß vom Patienten genau beschrieben und vom Therapeuten aufgezeichnet werden; dabei muß gegebenenfalls besonders darauf geachtet werden, welche Aktivität für die Schmerzen verantwortlich war und wie die Symptome begannen. Der Beginn der Symptomatik steht häufig im Zusammenhang mit einem besonderen Ereignis oder einer Aktivität oder kann dadurch ausgelöst worden sein. Nicht selten haben Patienten allerdings Schwierigkeiten, sich an das bestimmte Ereignis zu erinnern, da sie es für unbedeutend halten oder da es eine gewisse Zeit vor dem Beginn der Symptome auftrat.

Literatur

Grieve, G.P. (1988) Common vertebral joint problems, 2. Aufl. Churchill Livingstone, Edinburgh, S. 303–307

Maitland, G.D. (1986) Vertebral manipulation, 5. Aufl. Butterworths, London, S. 43–57

2. Objektive Untersuchung der Wirbelsäule

Allgemeine Überlegungen

Der Begriff *objektive Untersuchung* ist eigentlich eine Fehlbezeichnung. Eine absolute Objektivität ist schwer zu erreichen, wenn der Physiotherapeut zu dieser Untersuchung nicht nur Bewegungen zählt, sondern auch die Art und Weise, wie der Patient Symptome beschreibt, die durch diese Bewegungen reproduziert werden.

Die objektive Untersuchung enthält damit also einige subjektive Elemente, da die Antwort des Patienten vom Therapeuten interpretiert werden muß. Es ist unabdingbar, daß man sich ständig auf die speziellen Schmerzzonen bezieht, aufgrund derer der Patient zur Behandlung kam. Es kann nicht genug betont werden, daß a) auf kleine Details der Patientenangaben geachtet werden muß und b) ebenso auf individuelle Bewegungen, da sie bei der objektiven Untersuchung bestimmte Strukturen aufdecken können, die die Ursache für die Symptome des Patienten sein können.

Das Hauptziel der objektiven Untersuchung ist es, die Wirkung von Bewegungen auf die Wirbelsäule und die Symptome festzustellen, die der Patient bereits beschrieben hat. Dabei ist es von großer Bedeutung, herauszufinden, welche Muskeln, Gelenke und Bänder an der Störung des Patienten beteiligt sind. Man beobachtet genau, wie die Wirbelsäule sich bewegt: Hyper- und hypomobile Zonen und Bereiche einer relativen Muskelhypertrophie oder -atrophie werden beurteilt.

Beobachtung

Der erste Teil der Untersuchung besteht in der Inspektion. Drei wichtige Aspekte der Inspektion sind: allgemeine Bewegungen, Stellung und Form der Gelenke und Gangbild.

Allgemeine Bewegungen

Zur Interpretation der Symptome des Patienten ist es hilfreich zu beobachten, wie vorsichtig der Patient sich beim Hinsetzen oder beim Aufstehen oder beim Ausziehen bewegt und ob sich sein Gesichtsausdruck dabei verändert. Folgende Frage ist sachdienlich, wenn eine bestimmte Körperhaltung Schmerzen auslöst: „Ist das *der* Schmerz, weswegen Sie in Behandlung gekommen sind, oder ist er anders?" Diese Beobachtungen können dem Therapeuten Hinweise dafür geben, welche Bewegungen die Symptome vermutlich hervorrufen.

Stellung und Form der Gelenke

Veränderungen der Stellung und der Kontur des Gelenks können seit langem bestehen oder erst vor kurzem aufgetreten sein; auch viele sogenannte Haltungsdeformitäten können für eine bestimmte Person durchaus normal sein. Es sei betont, daß einige recht offensichtliche Deformitäten, z. B. eine ausgeprägte Kyphose, Lordose oder Skoliose für die aktuellen Symptome des Patienten bedeutungslos sein können.

Spezifische Bewegung und Beobachtung

An dieser Stelle der Untersuchung ist es wichtig, die Symptome und Zeichen, die bei der Bewegung hervorgerufen werden, mit den Antworten zu vergleichen, die auf die jeweiligen subjektiven Fragen gegeben wurden. Damit kann eine Verbindung zwischen den vom Patienten angegebenen Symptome und den durch die Bewegung hervorgerufenen Symptomen hergestellt werden.

Die Verteilung der Symptome und der Bewegungsumfang müssen sehr sorgfältig aufgezeichnet werden. Bei dem einen Patienten werden Schmerzen im Gesäß bereits bei einer Flexion von 10 Grad oder weniger hervorgerufen, der Patient ist aber auch in der Lage, die volle Bewegung durchzuführen, ohne daß sich an der Schmerzverteilung irgendetwas ändert. Bei einem anderen Patienten können ebenfalls Schmerzen im Gesäß bei einer Flexion von 10 Grad oder weniger auftreten, aber der Schmerz strahlt bei der Durchführung der vollen Bewegung in den Unterschenkel aus. *Beide Patienten haben denselben Bewegungsumfang in der Beugung nach vorne, aber sie geben sehr unterschiedliche Symptome an, die ganz verschieden behandelt werden müssen.* Ähnliche Situationen können im Bereich der Halswirbelsäule auftreten.

Die Wirkung eines kontrollierten Überdrucks (d. h. der sanfte passive Druck der Bewegung vom Endbereich des aktiven Bewegungsumfangs des Patienten weiter in die Bewegung hinein) ist unter bestimmten Bedingungen ebenfalls notwendig, nicht nur, um zu beobachten, wie die Symptome reagieren, sondern auch, um das *Endgefühl* der physiologischen Bewegung zu testen. Das Endgefühl einer Bewegung ist die Beziehung zwischen dem empfundenen Schmerz und dem Widerstand gegen die Bewegung. Dieser Widerstand kann durch einen intrinsischen Muskelspasmus oder durch die Straffheit der Bänder und Gelenkkapsel bedingt sein.

Das Endgefühl der physiologischen Bewegung kann sich vom Endgefühl der lokalisierten passiven Bewegung unterscheiden. Man kann jedoch recht unterschiedliche feste, federnde, weiche oder harte Endgefühle unterscheiden. Das Endgefühl muß beachtet werden; stellt man nämlich einen Unterschied des Endgefühls bei lokal begrenzten Bewegungen im Vergleich zu eher allgemeinen Bewegungen fest, muß man versuchen, diese Unterschiede und ihre möglichen Ursachen herauszufinden.

Das Wiederaufrichten aus der Beugung in die aufrechte Haltung ist ebenfalls eine wichtige Bewegung, die überwacht werden muß, und zwar sowohl hinsichtlich der Art und Weise wie sich die Wirbelsäule bewegt als auch hinsichtlich der Symptome, die dabei auftreten. Dies trifft für die Lenden- und die Halswirbelsäule zu. Beim Wiederaufrichten in die aufrechte Position kann eine Haltungsskoliose oder eine Neigung zu beobachten sein, die bei der Beugung nach vorne nicht vorliegt. Ein weiterer wichtiger Aspekt bei der Beurteilung der Flexion und des Wiederaufrichtens ist die Reproduktion eines Painful arc (schmerzhafter Bogen). Unter Painful arc versteht man Schmerzen, die in einem bestimmten Bewegungsbereich auftreten und nachlassen, wenn die Bewegung fortgesetzt wird. Dies kann entweder bei der Beugebewegung oder beim Wiederaufrichten auftreten. Der Bereich, in dem diese Symptome beobachtet werden, und die Verteilung der Symptome sollten sorgfältig aufgezeichnet und möglichst den subjektiven Befunden zugeordnet werden. Die Patienten mit einem Painful arc reagieren auf die Behandlung oft weniger prompt, besonders dann, wenn der Painful arc an unterschiedlichen Stellen innerhalb des Bewegungsbereichs auftritt.

Bisweilen werden Symptome erst nach Abschluß der Bewegung beobachtet (man nennt dies *latenter Schmerz*). Dieser latente Schmerz kann in seiner Genese oder Ätiologie eine ausgeprägte entzündliche Komponente aufweisen. Gelegentlich kann eine wiederholte Beugebewegung oder eine Variation der Bewegungsgeschwindigkeit notwendig sein, um dieses Symptom zu reproduzieren.

Allgemeine Beurteilung aktiver physiologischer Standardbewegungen

Zusätzlich zu der Aufzeichnung der verfügbaren Bewegungsumfänge und der Art und Weise, in der sich die Wirbelsäulensegmente bewegen, muß sorgfältig darauf geachtet werden a) wie sich die Symptome verteilen und b) welche Symptome bei der jeweiligen Bewegung auftreten. Die Beschreibung der Symptome durch den Patienten ist von großer Wichtigkeit. Man muß zwischen verschiedenen Aktivitäten, die bei der subjektiven Befragung angegeben wurden und denjenigen, die bei der objektiven Untersuchung durchgeführt, und beobachtet wurden, Vergleiche ziehen. Ähnliche Beschreibungen der Art und Weise eines Symptoms und der Verteilung sind von Bedeutung (d.h. der Schmerz kann als diffus beschrieben werden, als lanzinierend, oder er kann in eine Extremität ausstrahlen etc.).

An diesem Punkt der Untersuchung sollte der Therapeut auf Ähnlichkeiten zwischen Bewegungen allgemeiner täglicher Verrichtungen, die Symptome hervorrufen, und aktiven Bewegungen, die den Schmerz verursachen, achten. So kann beispielsweise ein bestimmter Patient berichten, daß er nach einstündiger Gartenarbeit in gebeugter Haltung Rückenschmerzen bekommt, während er bei der anschließenden Untersuchung nach einmaliger Wiederholung der Vorwärtsbeugung denselben Schmerz angibt. Eine sorgfältige Befragung ist notwendig, um die Art und die Verteilung der Symptome zu definieren, da eine angehaltene Beugung (wenn dies die Bewegung ist, die er bei der Gartenarbeit durchführt) wohl nicht zur selben Schmerzqualität und -quantität führt wie eine einzige Beugebewegung.

Tabelle 2.1 Neurologische Tabelle

Höhe	Myotom	Reflex	Dermatom	Sklerotom
C1	M. rectus capitis anterior			
C2	M. rectus capitis posterior major und minor mit M. obliquus capitis superior		Scheitelbereich, posterior bis an die Hinterhauptsbasis reichend	
C3	M. scaleni		posterolateraler Kopfbereich; anteriorer Halsbereich	
C4	M. trapezius und M. levator scapulae		Schulter, über dem M. trapezius und M. deltoideus	Clavicula
C5	M. deltoideus	Bizeps	lateraler Armbereich bis zum Handgelenk	mediale Scapula, lateraler Bereich des Humerus
C6	M. biceps	Bizeps und Brachioradialis	lateraler Armbereich, bis zu den beiden medialen Fingern reichend	laterale Scapula, posteriorer Humerus, Lateralbereich des Radius, Metacarpale I
C7	M. triceps	Trizeps	posteriorer Armbereich, anteriorer Unterarm, bis zu den mittleren Fingern reichend	laterale Scapula, medialer Humerus, proximaler und medialer Bereich des Radius, bis über die mittleren Finger reichend
C8	M. extensor pollicis longus, M. flexor digitorum profundus		medialer Armbereich, bis zu den beiden medialen Fingern reichend	distales Drittel des posterioren Humerus, distale Ulna und mediale zwei Finger
Th1	Mm. interossei palmares et dorsales		medialer Armbereich bis zum Handgelenk	
L2	M. iliopsoas		oberer Bereich der Streckseite des Oberschenkels	Beckenkamm, medialer oberer Femurbereich, posterior Sakrumbereich
L3	M. quadriceps	Quadrizeps	lateraler Oberschenkel, medial bis übers Knie reichend	Beckenkamm, anteromedialer Femur, Patella
L4	M. tibialis anterior	Quadrizeps	lateraler Oberschenkel, über die mediale Tibia reichend bis zum Knöchel	Tuber ischiadicum, Os ilium, anteriore obere Hälfte der Tibia, Oberschenkelhals
L5	M. extensor hallucis longus		posteriorer Oberschenkelbereich, lateraler Unterschenkel, laterale Seite des Fußrückens	posteriorer Femur, obere Fibulahälfte, mediale Tibia und anteromedialer Fußbereich, bis zur Großzehe reichend
L5 (und S1)	M. extensor digitorum longus			
L5 und S1	posteriore Oberschenkelmuskulatur			
S1	Mm. peronaei longus et brevis	Knöchel	posteriorer Oberschenkel, lateraler Unterschenkel, laterale Zehen und Fuß	posteriorer Femur, posterolaterale Tibia und anteriore Fibula, bis zum Fuß und den mittleren Zehen reichend
S2	M. flexor digitorum longus		posteromedialer Oberschenkel und Bein bis zur Ferse reichend	lateraler Fuß und laterale Zehen
L4 und L5 (S1 und S2)	M. glutaeus maximus			

Was die Halswirbelsäule anbelangt, so kann ein bestimmter Patient berichten, daß der Nackenschmerz nur dann auftritt, wenn er beispielsweise fünf Minuten fernsieht; damit ist es notwendig, auch angehaltene Bewegungen zu untersuchen.

Eine solch sorgfältige Befragung kann sowohl für die Diagnosestellung als auch bei der Wahl der Behandlungstechnik hilfreich sein.

Kombinationsbewegungen

Bewegungen der Wirbelsäule treten ständig als Kombinationsbewegungen in verschiedenen Ebenen auf und nicht als isolierte Bewegung in nur einer Ebene. Deshalb sollte die übliche objektive Untersuchung der Lendenwirbelsäule ausgedehnt werden und auch Kombinationsbewegungen berücksichtigen. Symptome und Zeichen, die bei isolierter Lateralflexion, Flexion, Extension und Rotation auftreten, können sich nämlich verändern, wenn diese Bewegungen kombiniert durchgeführt werden.

Dieselben allgemeinen Prinzipien, die oben beschrieben wurden, gelten auch bei der Untersuchung der Wirbelsäule mit Hilfe von Kombinationsbewegungen. Ziel ist es, bestimmte Aspekte der aufgrund der Standarduntersuchung erhobenen Befunde hervorzuheben. Die speziellen Prinzipien der Untersuchung mit Hilfe von Kombinationsbewegungen hängen mit einfachen biomechanischen Beobachtungen zusammen.

3. Lendenwirbelsäule

Objektive Untersuchung der Lendenwirbelsäule

Gangbild

Offensichtliche Veränderungen des Gangbildes können schon zu Beginn beobachtet werden. Auffälligkeiten wie eine veränderte Gewichtsverteilung, eine Minderung der Mobilität der Hüft-, Knie- oder Sprunggelenke oder ein positives Trendelenburg-Zeichen können bemerkt werden. Mit Ausnahme des positiven Trendelenburg-Zeichens kann eine mangelnde Mobilität auf einer Bewegungshemmung aufgrund von Schmerzen beruhen, die in der Lendenwirbelsäule lokalisiert sind, oder die auf einer früheren Beteiligung eines peripheren Gelenks beruhen, die damit nicht zusammenhängt.

Spezifische Bewegungen und Beobachtung

Der Patient muß ausreichend entkleidet sein, so daß eine Inspektion der gesamten Wirbelsäule und der Beine möglich ist.

Beobachtung von hinten

Bei der Inspektion von hinten können folgende Punkte beobachtet werden (Abweichungen sollten dokumentiert werden):
1. unterschiedliche Beinlänge,
2. unterschiedliche Schulterhöhe,
3. Position des Kopfes auf dem Hals und des Halses auf den Schultern,
4. Kyphose oder Lordose (zu stark ausgeprägt oder abgeflacht),
5. Position der Schulterblätter,
6. Valgus- oder Varusdeformität der Knie und Füße,
7. Skoliose (haltungsabhängig und strukturell),
8. Position des Sakrums und der Beckenkämme,
9. Prominenz oder Abflachung der Dornfortsätze der Wirbelsäule,
10. Hautkontur und -farbe.

Beobachtung von vorne

Bei der Betrachtung von vorne sollte der Kliniker folgende Punkte beachten:

1. Höhe oder Ebene der Beckenkämme,
2. Position oder Höhe der Kniegelenke,
3. Rumpfform,
4. relative Position von Schultern, Kopf und Füßen,
5. Hautkontur.

Seitliche Beobachtung

Bei der Inspektion von der Seite sollte der Kliniker folgendes beachten:

1. Position des Kopfes,
2. Form der zervikalen, thorakalen und lumbalen Schwingungen der Wirbelsäule (vermehrte oder abgeflachte Kyphose oder Lordose),
3. Hautkontur.

Bewegungen

Die Lendenwirbelsäule ist am einfachsten von hinten zu untersuchen.

Lendenwirbelsäule

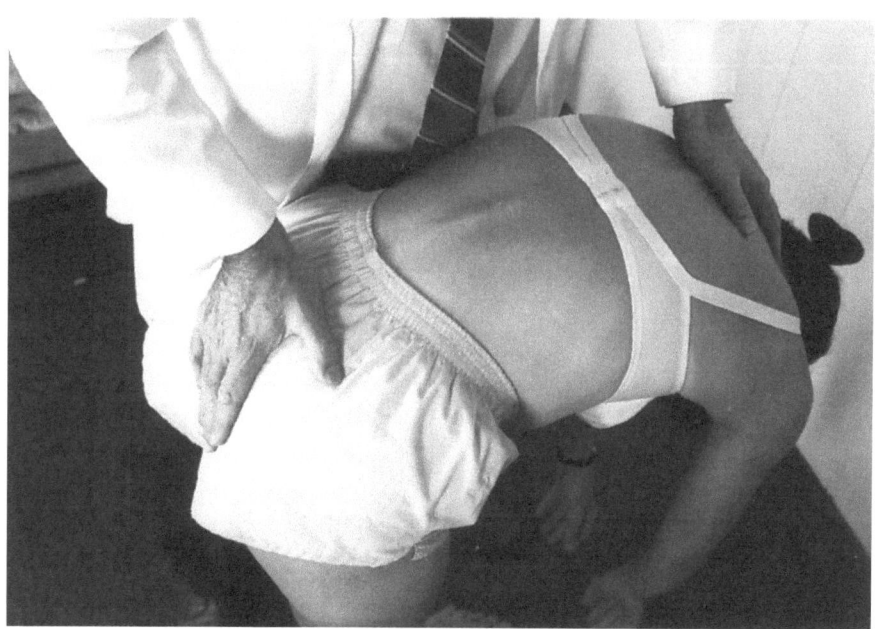

Abb. 3.1	**Untersuchung der Flexion der Lendenwirbelsäule**
Patientenposition:	Stehend.
Therapeutenposition:	An der Seite des Patienten stehend.
Handposition:	Die rechte Hand des Therapeuten liegt über dem Sakrum des Patienten, die linke über dem Thorax des Patienten.
Bewegung:	Der Patient wird gebeten, sich nach vorne zu beugen, und zwar bis zu dem Punkt, an dem der Symptomenkomplex zunimmt. Der Flexionsbereich wird meist dokumentiert, indem man den Abstand zwischen den ausgestreckten Fingerspitzen und dem Fußboden mißt, oder indem man die Position der Fingerspitzen auf den Beinen festhält (z. B. Patella, mittlerer Oberschenkel etc.). Der Patient wird dann gebeten, sich kontrolliert etwas weiter in den schmerzhaften Bereich hineinzubewegen. Dieser Bereich und eventuelle Veränderungen der Symptome werden dokumentiert.

Beurteilung während der Flexion

Man achtet nicht nur auf den vollen Umfang der Bewegung, sondern man muß auch der Art und Weise, wie sich die einzelnen Wirbel während der Beugung bewegen, genügend Aufmerksamkeit schenken. Hypo- und hypermobile Bereiche werden dokumentiert und ebenso jede Abweichung von der medianen Sagittalebene. Die Oberflächenkontur sollte sorgfältig betrachtet werden, wobei prominente und eingezogene Bereiche besonders beachtet werden müssen.

Bei bestimmten Gelegenheiten ist es wichtig, die maximal mögliche Flexion für einige Zeit aufrechtzuerhalten. Dies wird zu einem wichtigen Teil der Untersuchung, besonders wenn der Patient bei der subjektiven Untersuchung angibt, daß eine Aktivität, bei der eine Beugung über längere Zeit aufrechterhalten wird, zu einer Linderung der Symptome führt. Ein solches Verfahren ist nützlich, da eine genauere Befragung und Untersuchung notwendig werden, wenn die Symptome *nicht* nachlassen.

Das Wiederaufrichten aus der gebeugten in die aufrechte Position ist ebenfalls eine wichtige Bewegung, die überwacht werden muß, und zwar hinsichtlich der Art und Weise, wie sich die Wirbelsäule bewegt und hinsichtlich der Symptome, die dabei auftreten. Eine haltungsabhängige Skoliose oder Neigung, die beim Vorwärtsbeugen nicht aufgefallen war, kann beim Aufrichten beobachtet werden. Ein weiterer wichtiger Aspekt der Beurteilung der Flexion und des Wiederaufrichtens in die aufrechte Position ist die Reproduktion eines Painful arc (schmerzhafter Bogen). Unter Painful arc versteht man den Schmerz, der in einem bestimmten Bereich des Bewegungsspielraums auftritt und der bei fortgesetzter Bewegung nachläßt. Dies kann entweder bei der Flexionsbewegung oder beim Wiederaufrichten in die aufrechte Position auftreten. Der Bereich, in dem diese Symptome beobachtet werden und die Verteilung der Symptome sollten sorgfältig aufgezeichnet und möglichst den subjektiven Befunden zugeordnet werden. Oft reagieren die Patienten mit einem Painful arc weniger prompt auf die Behandlung, besonders, wenn Painful arc in unterschiedlichen Bereichen des Bewegungsumfangs auftritt.

Man sollte nicht nur Veränderungen der Zeichen und Symptome während der vollen Beugung beachten, sondern auch der Art und Weise, wie sich die Bewegungssegmente bewegen, besondere Aufmerksamkeit schenken.

Bei der Flexion tritt eine kranialwärts gerichtete Bewegung der Facetten des inferioren Processus articularis vertebrae in einem bestimmten Segment auf, und zwar in Beziehung zu den superioren Facetten des darunterliegenden Segments. Dies wird von einer Dehnung der Weichteile der posterioren Elemente des Bewegungssegments begleitet, einschließlich der hinteren Anteile der Bandscheibe und der Strukturen im Wirbelkanal sowie der posterioren Ligamente, der Gelenkkapseln und Muskeln. Gleichzeitig kommt es zu einer Kompression der vorderen Bandscheibenanteile (Nucleus und vorderer Anulus, einschließlich des vorderen Längsbandes).

Lendenwirbelsäule

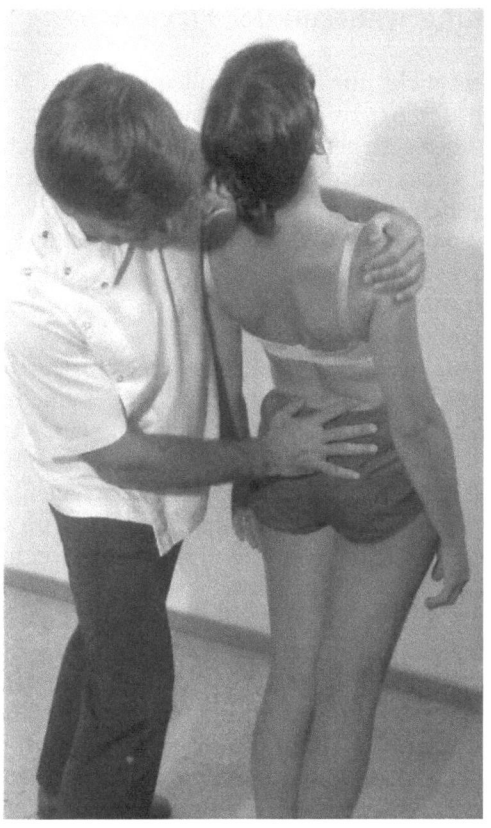

Abb. 3.2	**Untersuchung der Extension der Lendenwirbelsäule**
Patientenposition:	Stehend.
Therapeutenposition:	Hinter dem Patienten stehend.
Handposition:	Der linke Arm des Therapeuten wird um den vorderen oberen Thorax des Patienten auf die gegenüberliegende Schulter des Patienten gelegt. Die rechte Hand liegt auf dem Sakrum des Patienten.
Bewegung:	Extension der Lendenwirbelsäule.

Man kann ausmessen, welche Strecke die Fingerspitzen auf der Rückseite des Oberschenkels zurücklegen. Hypo- und hypermobile Bereiche werden beobachtet, ebenso die Verteilung der Symptome am Ende des Bewegungsspielraums und durch den gesamten Bewegungsspielraum. Überdruck, wiederholte und anhaltende Bewegungen werden je nach Bedarf angewandt.

Die Extension wirkt auf das Bewegungssegment so, daß es zu einer Kaudalbewegung der Facette des unteren Processus articularis vertebrae eines Wirbels auf den Facetten des darunterliegenden Wirbels kommt. Es wird auch eine Kompression der hinteren Anteile und eine Dehnung der vorderen Anteile der Bandscheibe verursacht.

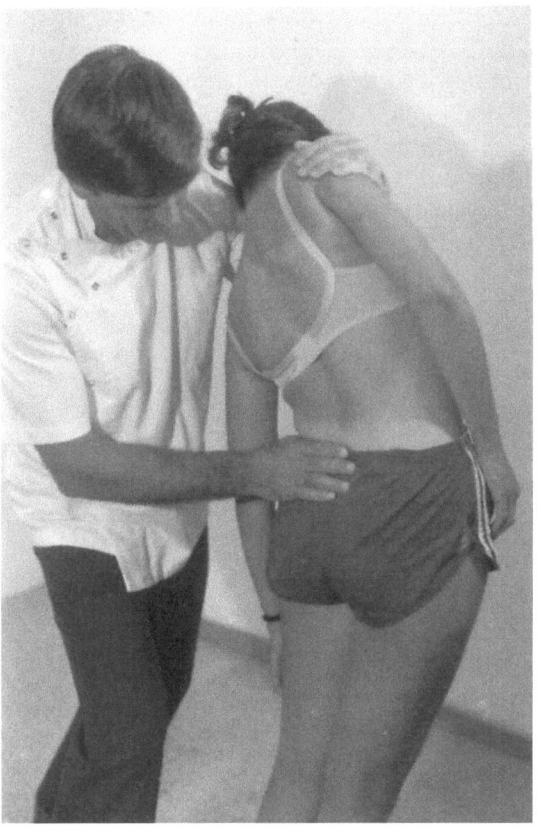

Abb. 3.3	Untersuchung der Lateralflexion nach links der Lendenwirbelsäule

Patientenposition:	Stehend.
Therapeutenposition:	Links hinter dem Patienten stehend.
Handposition:	Der linke Arm des Therapeuten wird um den vorderen oberen Thorax des Patienten gelegt, um die rechte Schulter festzuhalten. Die rechte Hand liegt über dem Sakrum, wobei der Daumen auf dem linken Beckenkamm ruht.
Bewegung:	Lateralflexion nach links.
	Hypo- und hypermobile Bereiche können auf segmentaler Höhe beobachtet werden, indem man das Bewegungsverhalten der Wirbel genau betrachtet. Man vergleicht die relative Bewegung des Bewegungssegments oder der Bewegungssegmente mit den darunter- oder darüberliegenden und ihr Verhalten bei der Lateralflexion im Vergleich zueinander. Wie bei der Flexion können die Anwendung von Überdruck, wiederholte und anhaltende

Bewegungen notwendig sein sowie die Beobachtung einer Deformität und eines eventuell vorliegenden Painful arc.

Bei der Untersuchung der linksseitigen kleinen Wirbelgelenke während der Seitneigung nach links kann man sehen, daß es zu einem Kaudalwärtsgleiten der unteren Facette des Gelenks auf der oberen Facette des darunterliegenden Wirbels kommt. Strukturen, die mit der linken Seite des Bewegungssegments zusammenhängen, werden damit komprimiert. Beobachtet man die rechtsseitigen kleinen Wirbelgelenke während der Seitneigung nach links, so kommt es zu einem Kranialwärtsgleiten der unteren Facette auf der oberen Facette des darunterliegenden Wirbels. Dies dehnt die Strukturen, die auf der rechten Seite des Bewegungssegments liegen.

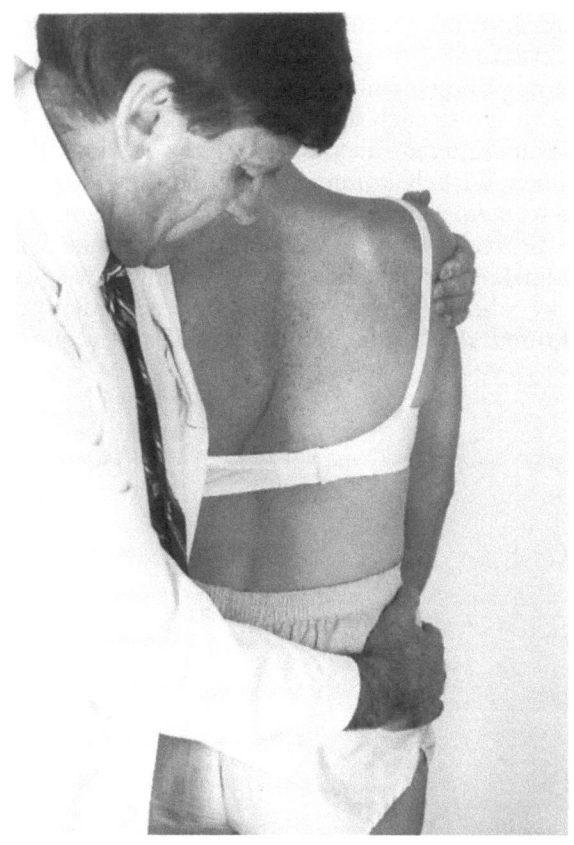

Abb. 3.4   **Untersuchung der Rotation nach links**

Patientenposition: Stehend.

Therapeutenposition: Auf der linken Seite des Patienten stehend.

Handposition: Der linke Arm des Therapeuten liegt auf dem vorderen Thorax des Patienten, die linke Hand hält die rechte Schulter des Patienten. Die rechte Hand ist über dem rechten Darmbein des Patienten plaziert.

Bewegung: Das Becken wird nach rechts gedreht, wobei auf den Oberkörper des Patienten ein entgegengesetzter Widerstand ausgeübt wird.

                             Die Rotation als Untersuchungsmaßnahme ist keine Bewegung, die häufig zu bedeutenden Veränderungen der Zeichen und Symptome führt. Merkwürdigerweise wird sie als passive Bewegungstechnik in der Behandlung von vielen Therapeuten bevorzugt.

Untersuchung von Kombinationsbewegungen der Lendenwirbelsäule

Mechanische Prinzipien

An der Lendenwirbelsäule ist es das Grundprinzip, Bewegungen zu kombinieren, die ähnliche mechanische Wirkungen auf das Bewegungssegment haben, und zu beobachten, ob die Symptomatik durch diese Manöver zu- oder abnimmt. Bei der Beugung kommt es zu einer Kranialwärtsbewegung der unteren Facette des Processus articularis vertebrae von (beispielsweise) L4 auf der oberen Facette des Processus articularis vertebrae von L5. Die hinteren Elemente, d.h. der hintere Anteil der Bandscheibe, das hintere Längsband, das Ligamentum flavum und die Kapseln der kleinen Wirbelgelenke werden alle gedehnt. Die vorderen Strukturen werden komprimiert.

Bei der Lateralflexion nach rechts wird beispielsweise die linke untere Facette des Processus articularis vertebrae von L4 auf der linken oberen Facette des Processus articularis vertebrae von L5 nach oben bewegt. Diese Bewegung verursacht eine Dehnung der Elemente auf der linken Seite des Bewegungssegments und eine Kompression der rechten Seite. Kombiniert man die Flexion und die Lateralflexion nach rechts, nimmt die Dehnung auf der linken Seite zu, rechts dagegen ab.

Bei der Extension kommt es zu einer nach unten gerichteten Bewegung der unteren apophysealen Facette des Processus articularis vertebrae (z.B. von L4 auf der oberen Facette des Processus articularis vertebrae von L5). Dies wird von einer Kompression der hinteren Elemente des Bewegungssegments begleitet. Kombiniert man die Bewegungen der Lateralflexion nach rechts mit der Extension, nimmt die komprimierende Wirkung rechts zu, links dagegen ab.

Lendenwirbelsäule

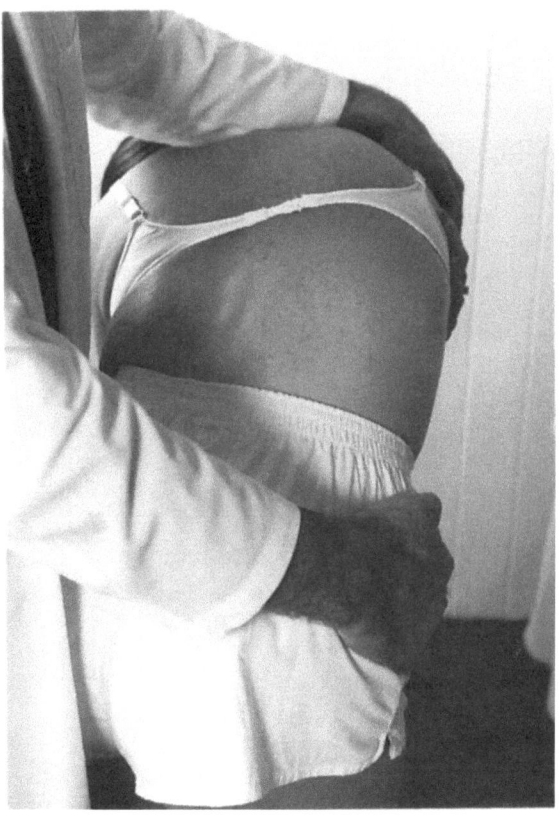

Abb. 3.5	**Untersuchung der Lateralflexion nach links in Flexion**
Patientenposition:	Stehend.
Therapeutenposition:	An der linken Seite des Patienten stehend, so daß die linke Fossa iliaca des Therapeuten die linke Hüfte des Patienten berührt.
Handposition:	Die rechte Hand des Therapeuten liegt auf der rechten Spina iliaca anterior superior des Patienten. Die linke Hand des Therapeuten liegt auf der rechten Schulter des Patienten.
Bewegung:	Aktive unterstützte Bewegung einer Flexion nach vorne und dann einer Lateralflexion nach links.

Lendenwirbelsäule

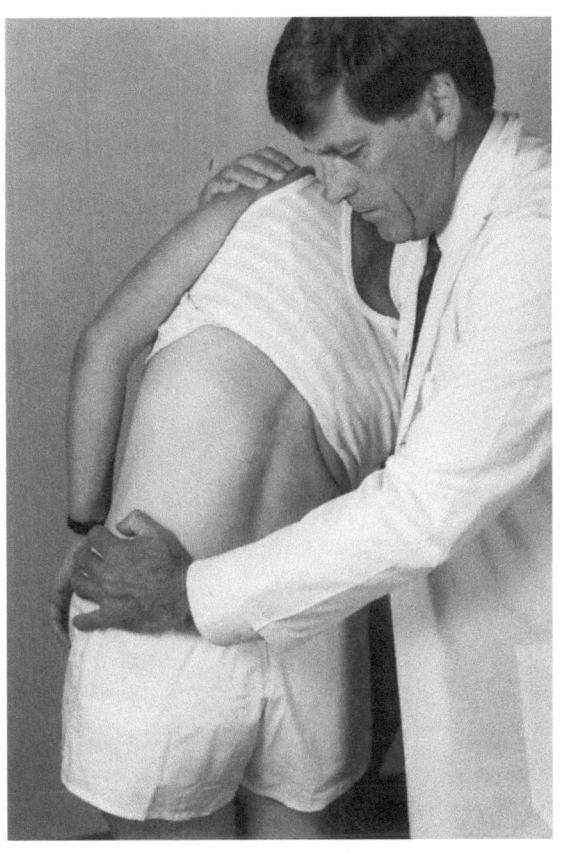

| Abb. 3.6 | **Untersuchung der Flexion in Lateralflexion nach rechts** |

Patientenposition: Stehend.

Therapeutenposition: Auf der rechten Seite des Patienten stehend.

Handposition: Die linke Hand des Therapeuten liegt auf der hinteren Seite des linken Beckenkamms des Patienten. Die rechte Hand erfaßt die rechte Schulter des Patienten, und zwar so, daß der Unterarm ungefähr horizontal in Höhe der Fossae suprascapulares über dem Thorax des Patienten liegt.

Bewegung: Aktiv unterstützte Lateralflexion nach rechts, dann Flexion. Es ist besonders darauf zu achten, daß die Lateralflexion nach rechts erhalten bleibt, während man den Patienten in die Flexion bringt.

Lendenwirbelsäule

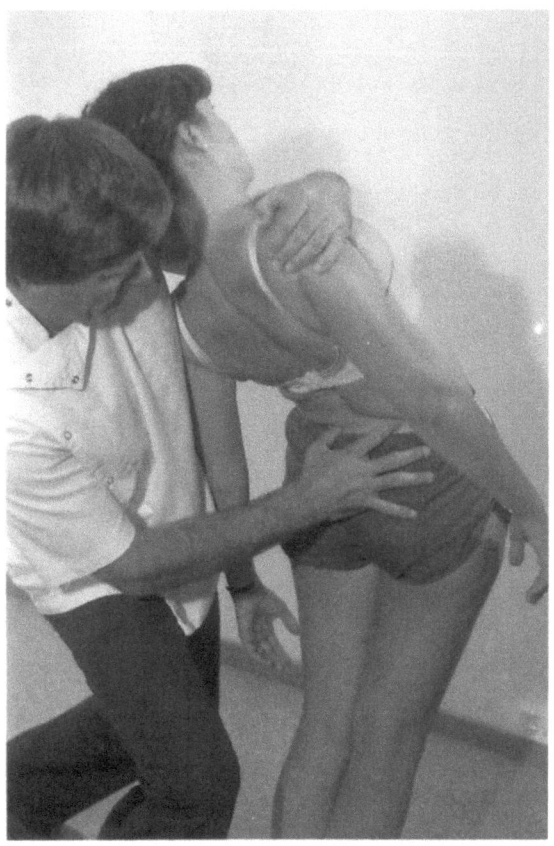

Abb. 3.7 Untersuchung der Lateralflexion nach links in Extension

Patientenposition: Stehend.

Therapeutenposition: Auf der linken Seite des Patienten stehend, etwas hinter ihm und auf seinen Rücken blickend.

Handposition: Die rechte Hand des Therapeuten wird so plaziert, daß Daumen und Zeigefinger über den Querfortsätzen des Wirbels liegen, der untersucht werden soll. Die linke Hand des Therapeuten wird von vorne über die rechte Schulter des Patienten gelegt.

Bewegung: Extension, dann Lateralflexion.

Lendenwirbelsäule

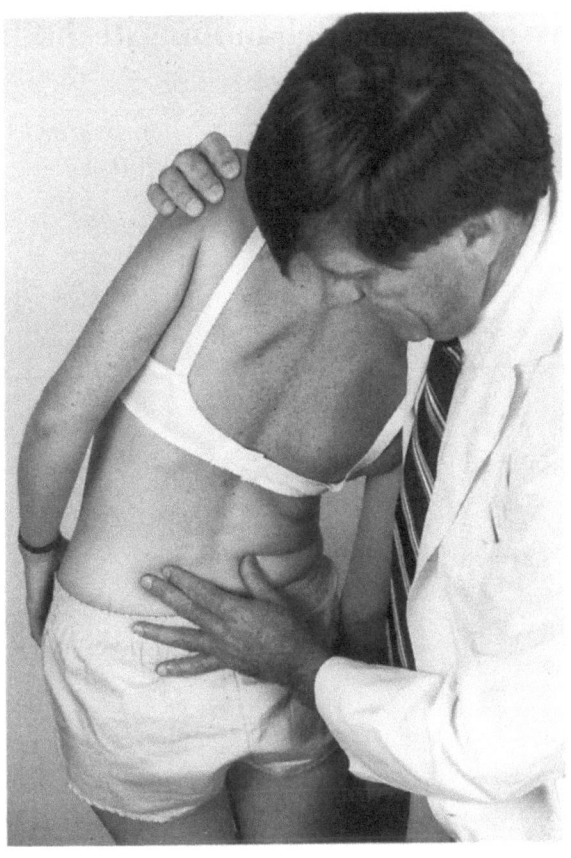

| Abb. 3.8 | **Untersuchung der Extension in Lateralflexion nach rechts** |

Patientenposition: Stehend.

Therapeutenpositon: Auf der rechten Seite des Patienten stehend.

Handposition: Die linke Hand des Therapeuten wird so plaziert, daß Daumen und Zeigefinger über den Querfortsätzen des Wirbels liegen, der untersucht werden soll. Die rechte Hand des Therapeuten wird von vorne auf die linke Schulter des Patienten gelegt.

Bewegung: Der Patient wird zuerst nach der rechten Seite gebeugt, dann erfolgt die Extension. Man achtet besonders darauf, die Bewegungskomponente der Lateralflexion nach rechts aufrechtzuerhalten, während man den Patienten in die Extension bringt.

Physiologische Behandlungstechniken

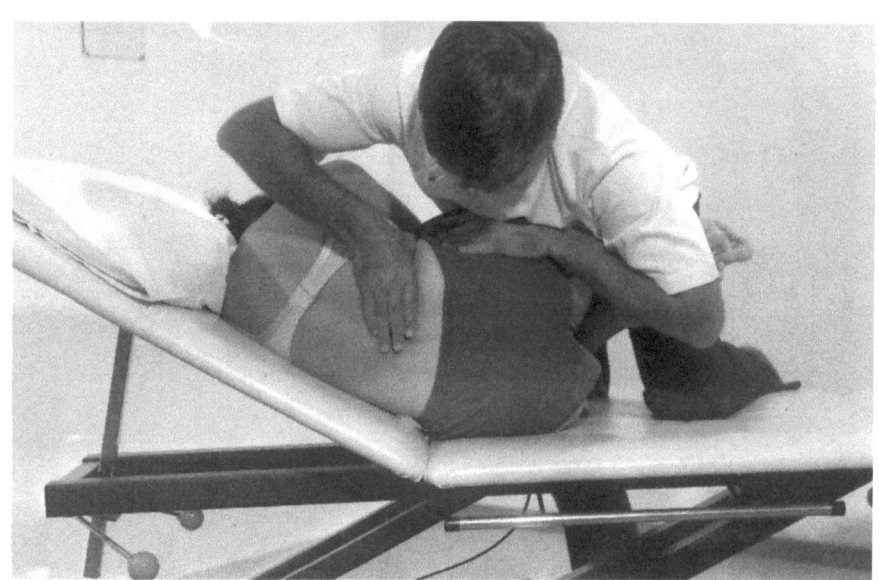

Abb. 3.9	**Lateralflexion nach rechts in Flexion**
Patientenposition:	Auf der linken Seite liegend, in Flexion.
Therapeutenposition:	Vor dem Patienten stehend, wobei die Hüftgelenke des Patienten gebeugt sind und vom gebeugten linken Oberschenkel des Therapeuten unterstützt werden.
Handposition:	Die rechte Hand des Therapeuten wird so plaziert, daß die Finger über der oberen Seite des Dornfortsatzes des oberen Wirbels liegen. Die linke Hand des Therapeuten liegt über dem rechten Beckenkamm des Patienten.
Bewegung:	Das Becken des Patienten wird nach rechts lateral flektiert.

Lendenwirbelsäule

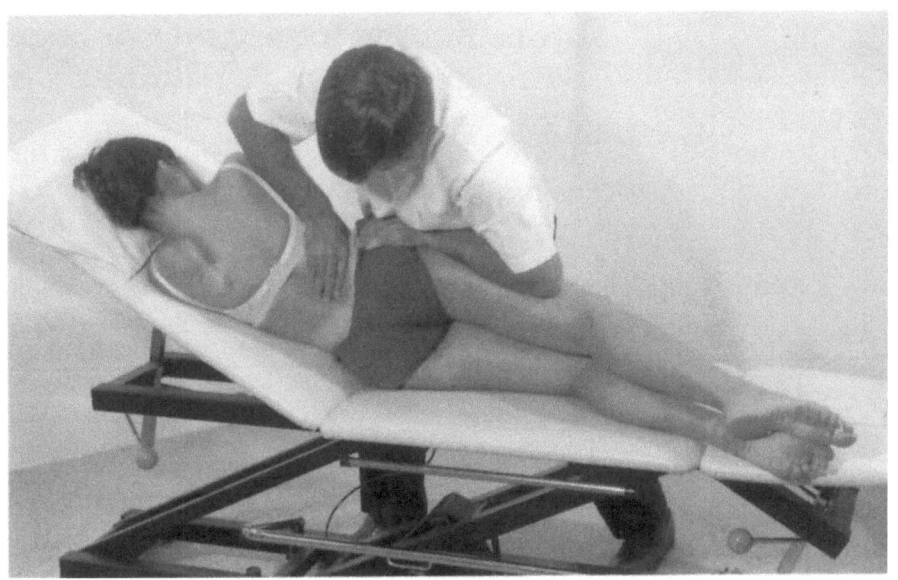

Abb. 3.10	**Lateralflexion nach rechts in Extension**

Patientenposition: Auf der rechten Seite in Extension liegend.
Therapeutenposition: Vor dem Patienten stehend.
Handpositon: Wie bei der Lateralflexion nach rechts in Flexion.
Bewegung: Lateralflexion nach rechts.

Anwendung akzessorischer Bewegungen (Bestätigung durch Palpation)

Passive akzessorische Bewegungen in kombinierten Positionen

Die üblichen akzessorischen Bewegungen mit transversalem, zentralem und unilateralem Druck können auch in kombinierten Positionen durchgeführt werden. Die Lendenwirbelsäule wird in die oben beschriebenen kombinierten Positionen gebracht, dann werden die geeigneten akzessorischen Bewegungen durchgeführt. Die Relevanz der Untersuchung akzessorischer Bewegungen in kombinierten Positionen der Wirbelsäule wird später im Text besprochen. Die folgenden Beschreibungen sind Beispiele einiger der akzessorischen Bewegungen, die für die Untersuchung in besonderen kombinierten Positionen der Lendenwirbelsäule zur Verfügung stehen.

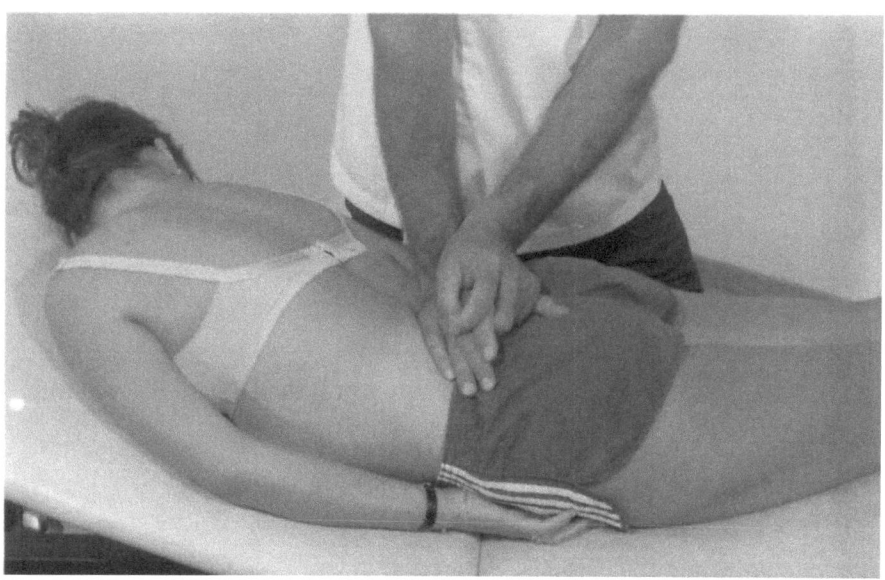

Abb. 3.11	**Zentral gerichteter Druck auf den Wirbel. Lendenwirbelsäule in Extension und Lateralflexion nach rechts**
Patientenposition:	Bauchlage, in Extension und Lateralflexion nach rechts.
Therapeutenposition:	Auf der rechten Seite des Patienten stehend.
Handposition:	Die rechte Hand des Therapeuten wird so plaziert, daß der Bereich distal des Os pisiforme über dem Dornfortsatz des Wirbels liegt, der bewegt werden soll. Diese Hand wird von der linken Hand unterstützt. Sie greift die rechte Hand so, daß das Os pisiforme der linken Hand in einer Linie mit

Lendenwirbelsäule

der Tabatiere der rechten Hand liegt. Der linke Daumen und Zeigefinger werden auf den rechten Handrücken gelegt. Der Mittelfinger, Ringfinger und kleine Finger liegen auf der Palmarseite der rechten Hand.

Bewegung: Posterior-anteriore Bewegung.

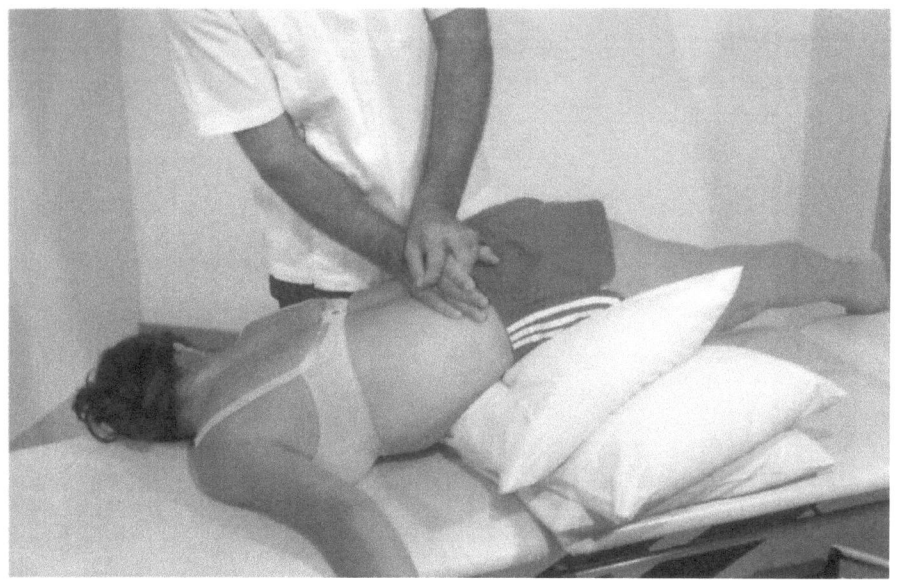

Abb. 3.12	**Zentraler Druck auf den Wirbel. Lendenwirbelsäule in Flexion und Lateralflexion nach rechts**

Patientenposition: Bauchlage, Lendenwirbelsäule in Flexion und Lateralflexion nach rechts.
Therapeutenposition: Auf der rechten Seite des Patienten stehend.
Handposition: Wie beim zentralen Druck auf den Wirbel in Extension.
Bewegung: Posterior-anteriore Bewegung.

Lendenwirbelsäule

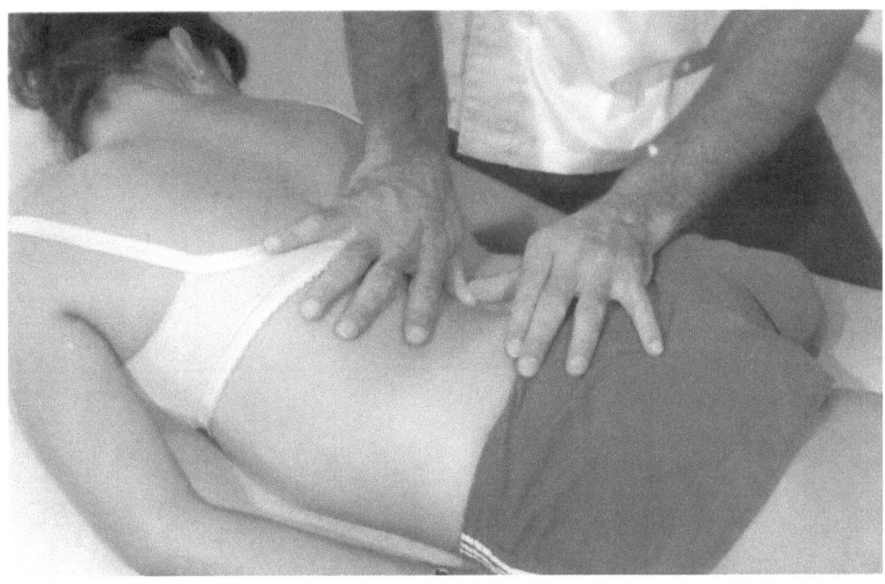

Abb. 3.13	**Transversaler Druck nach links. Lendenwirbelsäule in Extension und Lateralflexion nach rechts**

Patientenposition: Bauchlage, Lendenwirbelsäule in Extension und Lateralflexion nach rechts.

Therapeutenposition: Auf der rechten Seite des Patienten stehend.

Handposition: Die rechte Hand des Therapeuten wird so plaziert, daß die Kuppe des rechten Daumens mit dem Dornfortsatz des Wirbels in Kontakt ist, der bewegt werden soll. Der linke Daumen unterstützt dies. Die Finger beider Hände werden gleichmäßig gespreizt.

Bewegung: Transversaler Druck nach links.

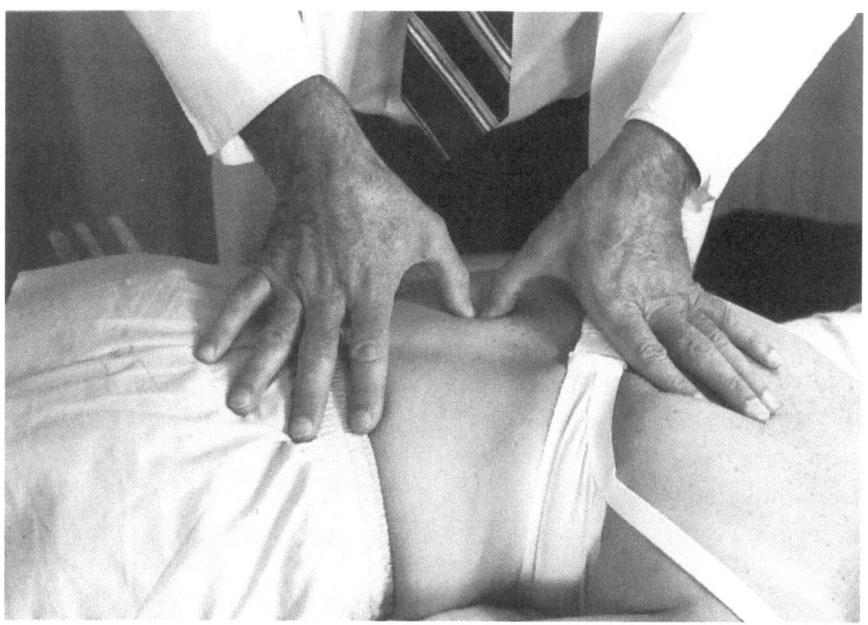

Abb. 3.14	**Unilateraler Druck links. Lendenwirbelsäule in Flexion und Lateralflexion nach rechts**

Patientenposition: Bauchlage, in Flexion und Lateralflexion nach rechts.

Therapeutenposition: Auf der linken Seite des Patienten stehend. Die Daumen liegen über dem Facettengelenk links.

Bewegung: Unilateraler posterior-anteriorer Druck.

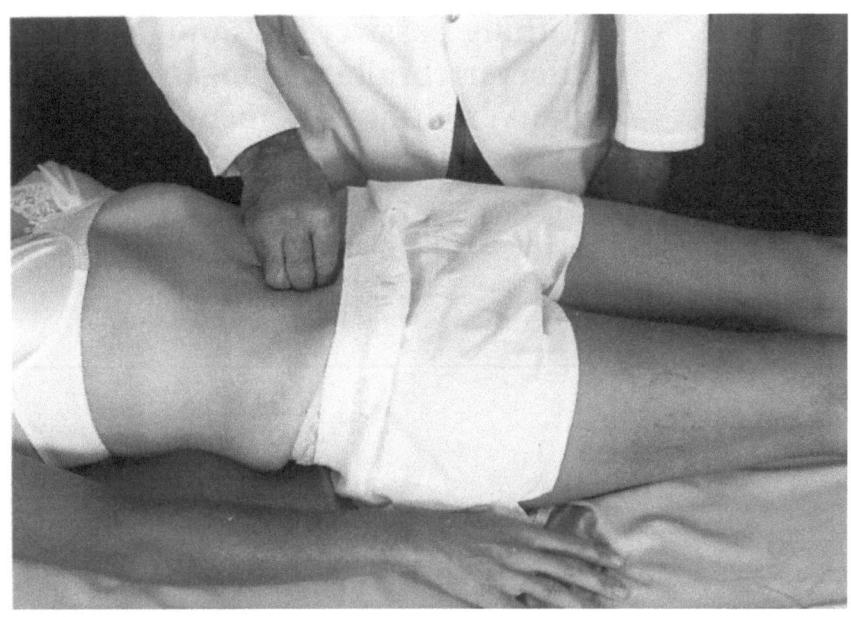

Abb. 3.15	**Anteriore Palpation und Mobilisation der Lendenwirbelsäule**
Patientenposition:	Rückenlage.
Therapeutenposition:	Auf der linken Seite des Patienten stehend.
Handposition:	Die Finger der rechten Hand des Therapeuten sind gebeugt und auf dem Abdomen des Patienten plaziert, so daß die Palpation über dem tastbaren vorderen Anteil der Lendenwirbelsäule durchgeführt wird.
Bewegung:	Anterior-posteriore Bewegung.

Prüfung passiver physiologischer Intervertebralbewegungen (Passive physiological intervertebral movement, PPIVM)

Passive physiologische Standarduntersuchung der Flexion, Extension, Lateralflexion und Rotation können ebenfalls durchgeführt werden. Sie sind eine nützliche Ergänzung der Untersuchungsmaßnahmen.

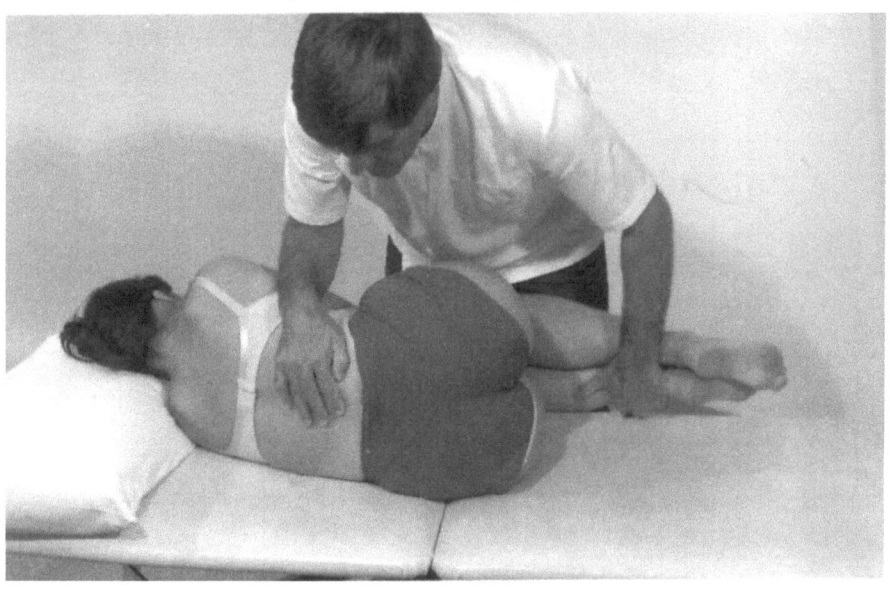

Abb. 3.16	**Untersuchung der Flexion (PPIVM)**
Patientenposition:	Linksseitenlage.
Therapeutenposition:	Vor dem Patienten stehend.
Handposition:	Die rechte Hand des Therapeuten wird zwischen die Dornfortsätze der Wirbel gelegt, die untersucht werden sollen. Die linke Hand des Therapeuten liegt unter den Unterschenkeln des Patienten.
Bewegung:	Flexion der Lendenwirbelsäule des Patienten, während die rechte Hand tastet.

Lendenwirbelsäule

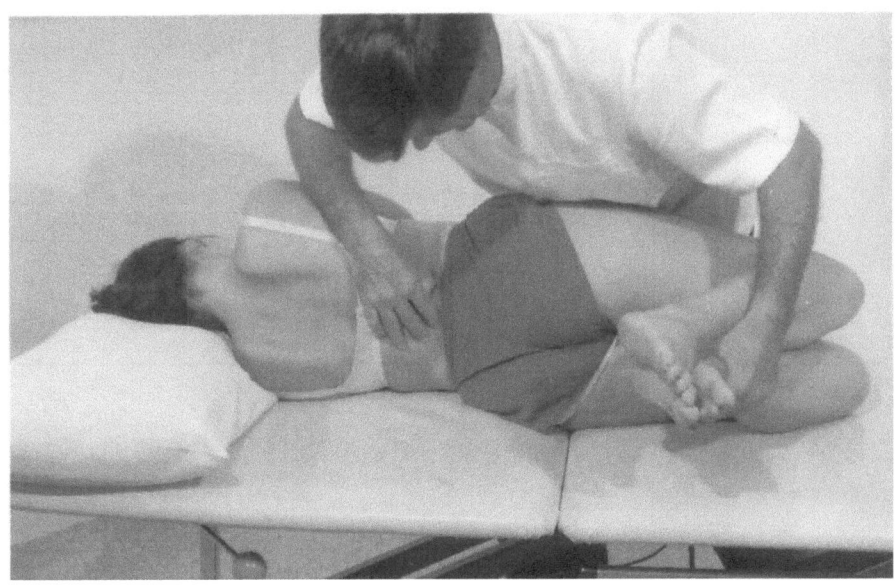

Abb. 3.17	**Untersuchung der Extension (PPIVM)**
Patientenposition:	Wie bei der Flexion.
Therapeutenposition:	Wie bei der Flexion
Handposition:	Wie bei der Flexion
Bewegung:	Extension der Lendenwirbelsäule, während die rechte Hand zwischen den Dornfortsätzen tastet.

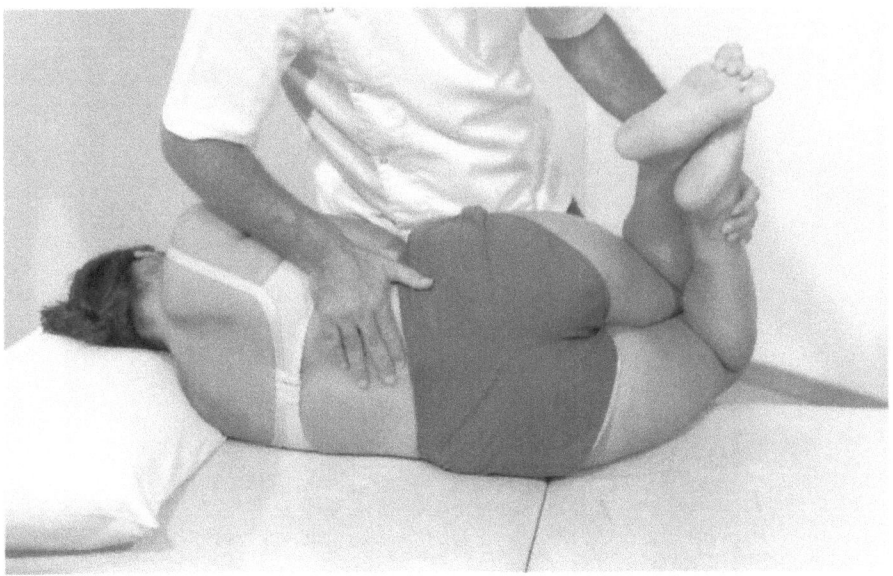

| Abb. 3.18 | **Untersuchung der Lateralflexion nach rechts (PPIVM)** |

Patientenposition: Wie bei der Flexion.

Therapeutenposition: Wie bei der Flexion.

Handposition: Die linke Hand hält die Unterschenkel des Patienten, wobei sie das rechte Sprunggelenk von vorne umfaßt. Der rechte Zeigefinger des Therapeuten wird superior zwischen die Dornfortsätze der Wirbel gelegt, die untersucht werden sollen.

Bewegung: Lateralflexion der Lendenwirbelsäule nach rechts.

Lendenwirbelsäule

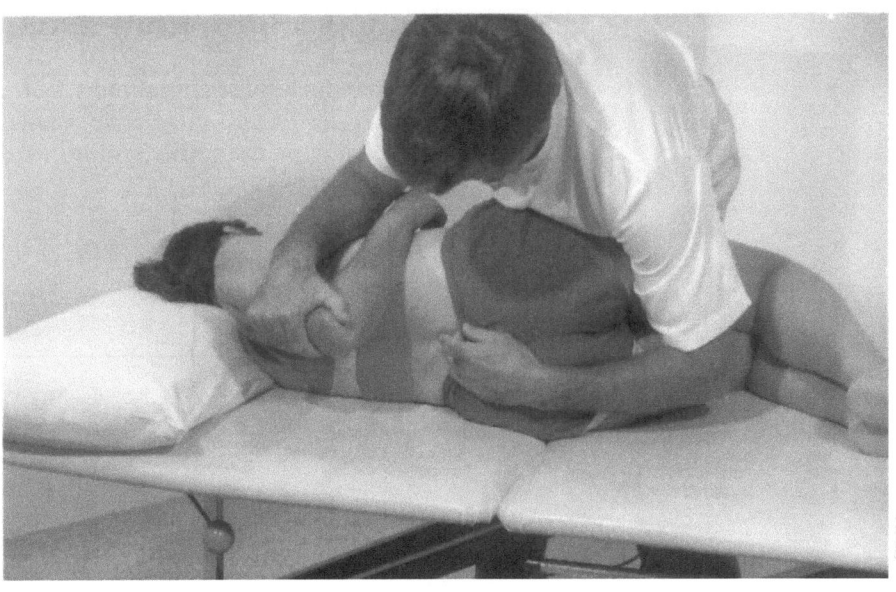

Abb. 3.19	**Untersuchung der Rotation nach rechts (PPIVM)**
Patientenposition:	Wie bei der Flexion.
Therapeutenposition:	Wie bei der Flexion.
Handposition:	Die linke Hand des Therapeuten wird so plaziert, daß der linke Mittelfinger inferior zwischen den Dornfortsätzen der Wirbel liegt, die untersucht werden sollen. Der rechte Arm des Therapeuten wird über dem rechten seitlichen Thorax des Patienten plaziert, so daß die rechte Hand des Therapeuten den rechten distalen Oberarm des Patienten erfaßt.
Bewegung:	Rechtsrotation des Thorax.

Untersuchung des Iliosakralgelenks

Die folgenden Untersuchungsmaßnahmen können zur Beurteilung des Bewegungsumfangs der Iliosakralgelenke verwendet werden. Mit ihrer Hilfe kann man auch versuchen, die Symptome des Patienten zu reproduzieren.

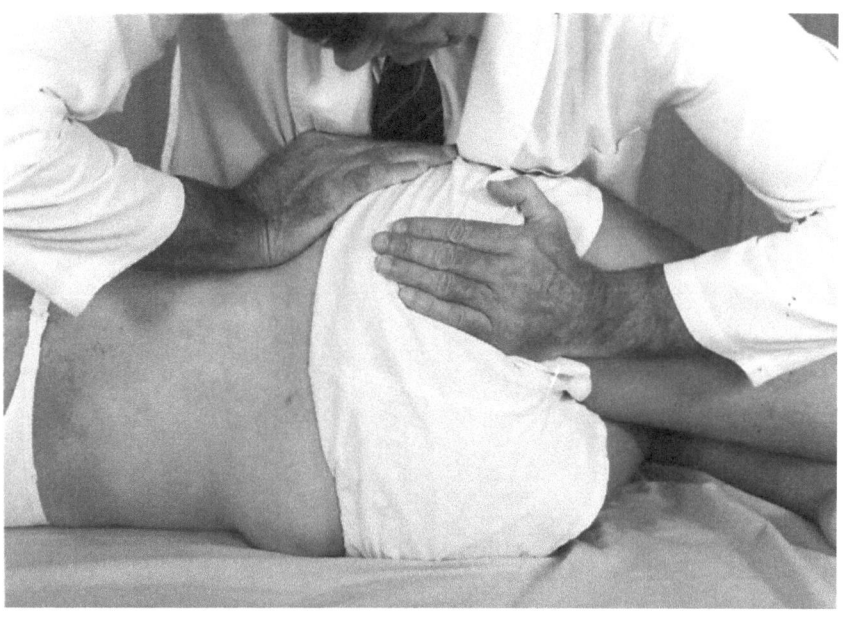

Abb. 3.20 **Untersuchung des Iliosakralgelenks: anteriore Bewegung des rechten Os ilium**

Patientenposition:	Linksseitenlage, linkes Hüftgelenk gebeugt.
Therapeutenposition:	Vor dem Patienten stehend.
Handposition:	Die rechte Handfläche des Therapeuten liegt über der Spina iliaca posterior superior. Die linke Handfläche des Therapeuten wird über dem Tuber ischiadicum plaziert.
Bewegung:	Anteriore Bewegung des rechten Os ilium.

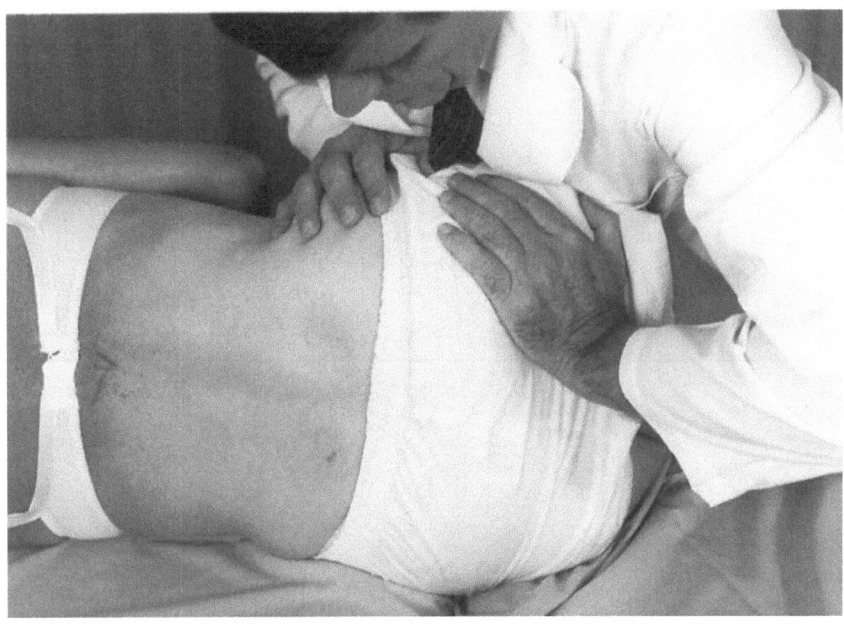

Abb. 3.21	Untersuchung des Iliosakralgelenks: posteriore Bewegung des rechten Os ilium

Patientenposition: Linksseitenlage, linkes Hüftgelenk gebeugt.
Therapeutenposition: Vor dem Patienten stehend.
Handposition: Die rechte Handfläche des Therapeuten liegt über der rechten Spina iliaca anterior superior, die linke Handfläche des Therapeuten wird über dem Tuber ischiadicum plaziert.
Bewegung: Posteriore Bewegung des rechten Os ilium.

Lendenwirbelsäule

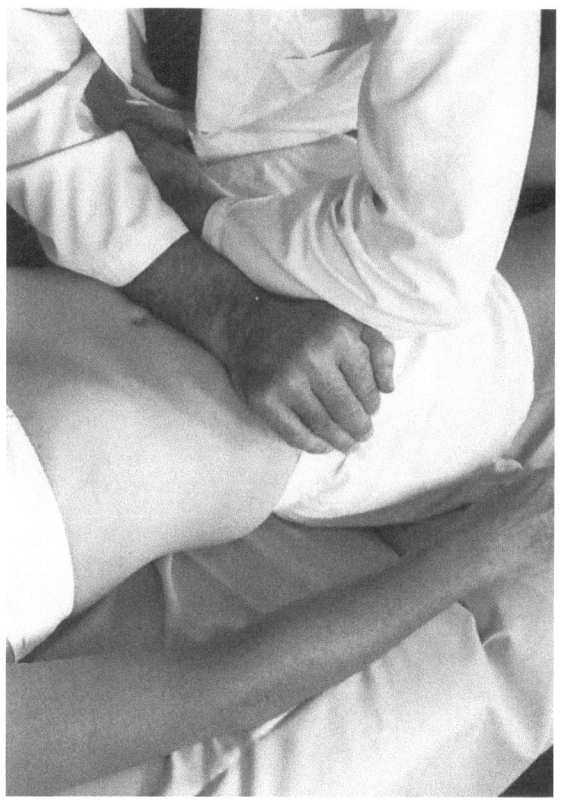

Abb. 3.22	**Untersuchung des Iliosakralgelenks: Kompression**

Patientenposition: Rückenlage.

Therapeutenposition: Auf der linken Seite des Patienten stehend.

Handposition: Die rechte Handfläche des Therapeuten wird auf die Innenseite der Spina iliaca anterior superior gelegt. Die linke Hand wird in ähnlicher Weise auf der linken Spina plaziert. Die Unterarme sind horizontal.

Bewegung: Lateralbewegung beider Hände.

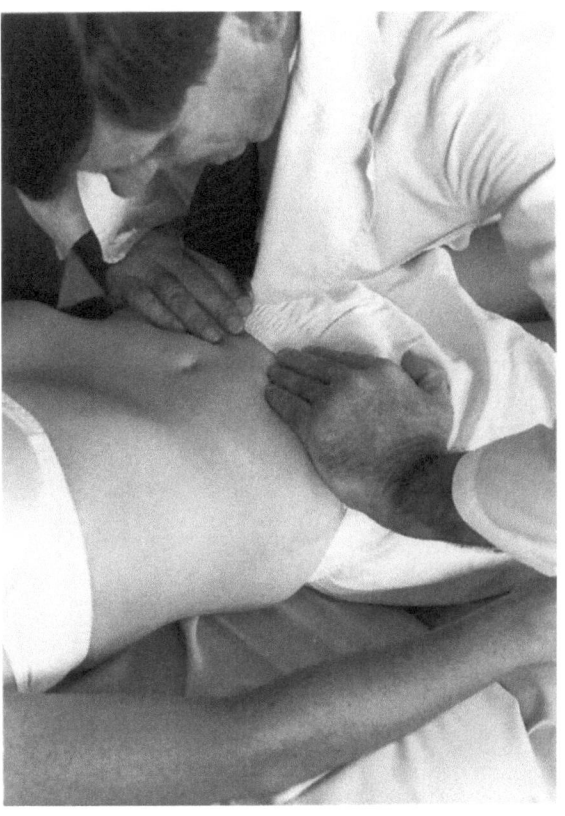

Abb. 3.23   **Untersuchung der Iliosakralgelenke: Distraktion**

Patientenposition: Rückenlage.
Therapeutenposition: Auf der linken Seite des Patienten stehend, zu dessen Kopf blickend.
Handposition: Lateral über den Spinae iliacae anteriores superiores.
Bewegung: Mediale Bewegung beider Hände.

Lendenwirbelsäule

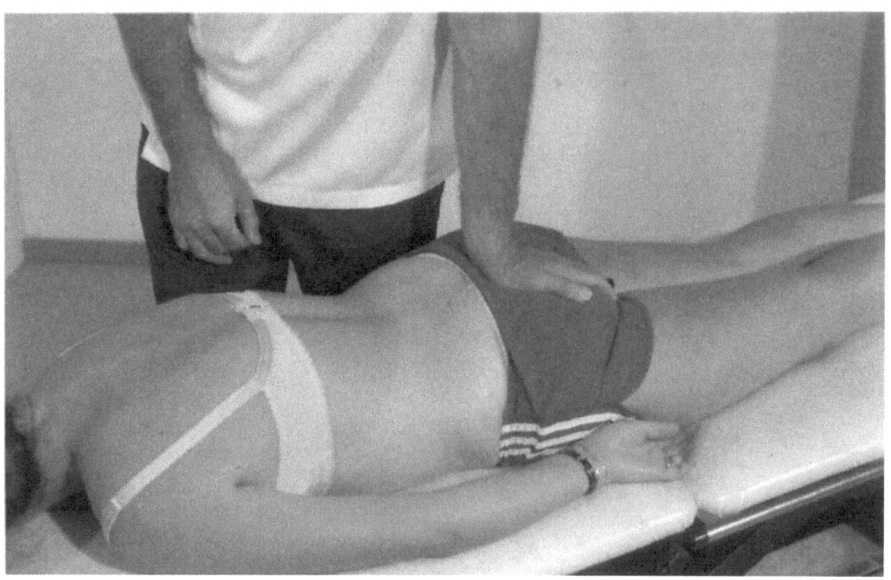

Abb. 3.24	**Untersuchung des Iliosakralgelenks: apikaler Druck auf das Sakrum**

Patientenposition: Bauchlage.
Therapeutenposition: Auf der Seite des Patienten stehend.
Handposition: Die linke Hand wird auf die Sakrumspitze gelegt.
Bewegung: Der Druck richtet sich in eine posterior-anteriore Richtung.

Lendenwirbelsäule

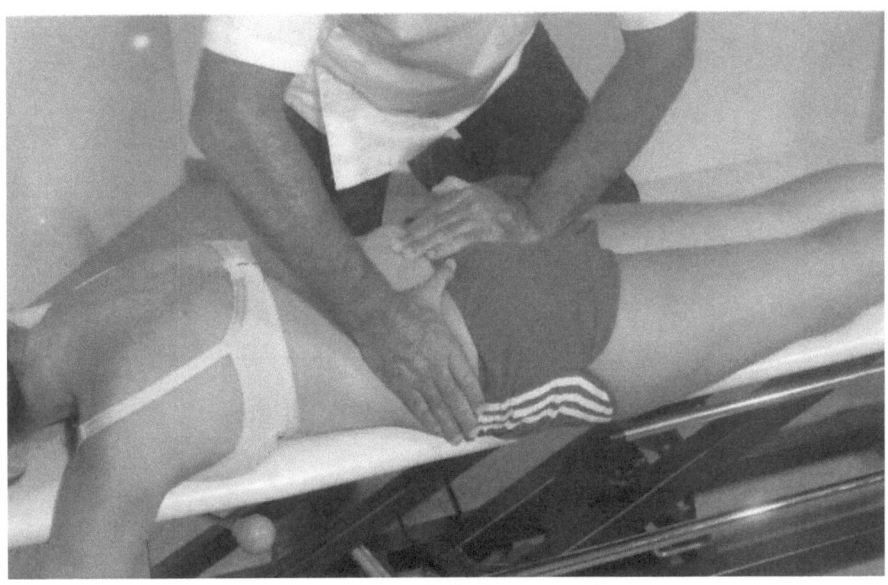

Abb. 3.25	**Untersuchung des Iliosakralgelenks: anteriore Bewegung des Os ilium**
Patientenposition:	Bauchlage.
Therapeutenposition:	Auf der rechten Seite des Patienten stehend.
Handposition:	Die rechte Hand des Therapeuten liegt auf dem linken Beckenkamm, die linke Hand über der Sakrumspitze.
Bewegung:	Die rechte Hand bewegt das linke Os ilium nach vorne; die linke Hand schiebt das Sakrum nach kranial.

Prüfung auf segmentale Hypermobilität

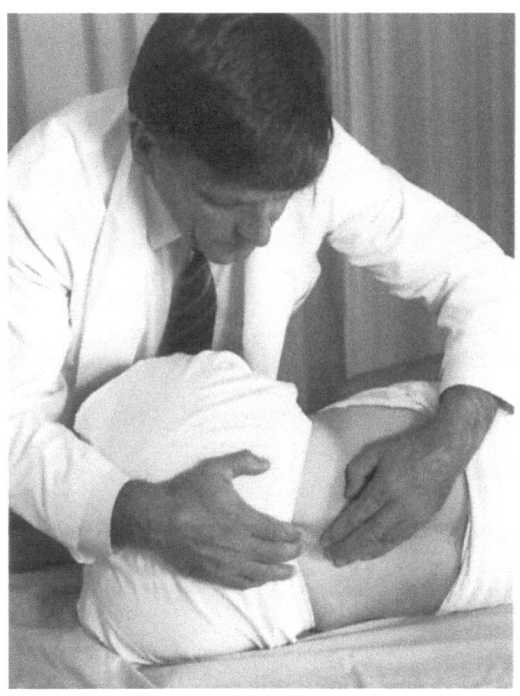 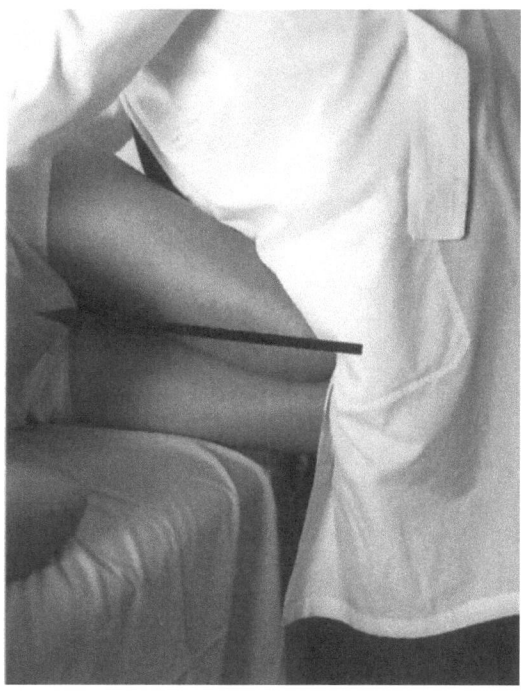

Abb. 3.26.1	**Scherungstest zur Untersuchung auf hypermobile Segmente der Lendenwirbelsäule (links)**
Abb. 3.26.2	**Scherungstest zur Untersuchung auf hypermobile Segmente der Lendenwirbelsäule (rechts)**

Patientenposition: Rechtsseitenlage.

Therapeutenposition: Vor dem Patienten stehend. Die Oberschenkel des Therapeuten kontaktieren die Kniegelenke des Patienten.

Handposition: Die Finger der linken Hand liegen zwischen den Dornfortsätzen auf der Höhe des zu untersuchenden Segments.

Bewegung: Die Oberschenkel des Therapeuten üben gegen die Kniegelenke des Patienten Druck aus, und zwar entlang der Längsachse der Femura des Patienten. Dies führt zu einer posterior-anterioren Scherung zwischen den Wirbeln, die untersucht werden sollen. Die relative Bewegung der Dornfortsätze wird mit den Fingern der tastenden Hand festgestellt.

4. Obere Halswirbelsäule

Die obere Halswirbelsäule (Okziput-C2) ist ein Bereich der Wirbelsäule, der der körperlichen Untersuchung nicht leicht zugänglich ist. Allerdings tritt in diesem Gebiet eine Vielzahl mechanischer Störungen auf. Der sogenannte zervikale Kopfschmerz geht in vielen Fällen von diesem Bereich aus, was auch für eine Reihe von damit zusammenhängenden mechanisch verursachten Symptomen zutrifft. Schmerzen, die auf mechanische Störungen der oberen Halswirbelsäule zurückzuführen sind, manifestieren sich oft in folgenden Gebieten:

1. subokzipital und okzipital,
2. frontal,
3. frontal und okzipital,
4. unilateral, von der oberen Halswirbelsäule nach oben ausstrahlend, bis ins Auge
5. parietal und/oder okzipital,
6. bandförmig um den Kopf,
7. okzipital und im Scheitelbereich,
8. Schmerzen in der Orbita (wobei das Auge gleichzeitig tränt),
9. Schmerzen im Bereich der Nase.

Häufig treten folgende Begleitsymptome auf:

a) Brechreiz,
b) Verschwommensehen,
c) Schwindel,
d) Ruhebedürftigkeit,
e) verminderte Konzentrationsfähigkeit.

Einige der oben erwähnten Symptome können natürlich nicht nur im Zusammenhang mit zervikalen Kopfschmerzen, sondern auch bei anderen Erkrankungen auftreten; dann sind sie für manuelle Therapiemethoden nicht geeignet: z. B. Migräne, Vertebralarterien-Syndrome und kraniale oder zervikale Tumoren. Mechanische Störungen der Halswirbelsäule können diese ernsteren Erkrankungen oft nachahmen. Wenn echte Migräne-Symptome vorliegen, kommt die Manipulation nicht in Frage. Viele Migräne-Patienten zeigen jedoch eine zervikale Komponente in der Genese ihrer Symptome, und die Schwere ihrer Migräne-Attacken kann nachlassen, wenn die zervikale Komponente ausgeschaltet wurde. Häufig werden aufgrund einer unzureichenden Untersuchung Zeichen und Symptome im Bereich der oberen Halswirbelsäule übersehen.

Die Anatomie der oberen Halswirbelsäule ist einzigartig und bis zu einem gewissen Grad komplizierter als diejenige der übrigen Wirbelsäule.

Die Form der Knochen und ihre Gelenkverbindungen unterscheiden sich deutlich zwischen Okziput und Atlas, zwischen Atlas und Axis und zwischen Axis und C3. Eine derartig deutliche Variation der Anatomie in solch naher Nachbarschaft tritt sonst nirgendwo an der Wirbelsäule auf.

Der Atlas besitzt keinen Wirbelkörper, sondern eher einen vorderen und hinteren Wirbelbogen, die die Massae laterales miteinander verbinden. Die oberen Gelenkfacetten sind konkav, sie zeigen nach oben und medial. Die unteren Gelenkoberflächen sind leicht konvex und zeigen nach unten und medial. Die Querfortsätze sind lang.

Der Axis zeigt eine ganz andere Form. Die oberen Gelenkfacetten sind leicht konvex und nach lateral geneigt. Die unteren Gelenkfacetten liegen weiter hinten und sind nach unten und vorne gerichtet, um mit dem dritten Halswirbel zu artikulieren. Zwischen den oberen Gelenkoberflächen des Axis zeigt der kräftige Dens axis nach oben. An seiner Basis befindet sich posterior eine Facette für das Ligamentum transversum des Atlas.

Anterior befindet sich eine glatte ovale Facette zur Artikulation mit der posterioren Oberfläche des vorderen Atlasbogens. Das Ligamentum transversum verläuft zwischen den medialen Tuberkeln auf den Massae laterales des Atlas und setzt sich oben als Fasciculi longitudinales bis zum Foramen magnum fort. Nach unten verlaufen sie als inferiores Band und setzen an der Hinterseite des Wirbelkörpers von C2 an.

Von der Spitze des Dens axis verläuft das Ligamentum apicis dentis bis zum Foramen magnum und anterior bis zu den Fasciculi longitudinales des Ligamentum cruciforme atlantis. Die Ligamenta alaria teilen sich oben von den Seiten des Dens axis bis zu den medialen Flächen der Kondylen des Hinterhaupts.

Es ist interessant, daß die Gelenkverbindungen des Atlantookzipital- und des Atlantoaxialgelenks ungefähr einen Zentimeter vor den Gelenkverbindungen des zweiten und dritten Halswirbels liegen. Obwohl die Gelenkoberflächen des Atlantookzipital- und des Atlantoaxialgelenks etwas variieren, ist es doch allgemein anerkannt, daß diejenigen zwischen dem Okziput und dem Atlas konkav-konvex sind und diejenigen zwischen dem Atlas und Axis leicht bikonvex (außer der Gelenkverbindung zwischen dem Dens axis und dem vorderen Atlasbogen). Die Hauptbewegungen, die zwischen dem Okziput und dem Atlas vorkommen, sind Flexion und Extension. Da die Gelenkoberflächen konkav-konvex sind, folgen die Kondylen des Okziputs und die Gelenkflächen des Atlas der einfachen Konkav-konvex-Regel der relativen Bewegung.

Obwohl eine gewisse Kontroverse besteht, ob zwischen dem Okziput und dem Atlas überhaupt eine Rotation auftritt, zeigt doch die passive Testung zwischen dem Processus mastoideus und dem Querfortsatz von C1, daß eine geringe passive Rotation möglich ist. Die Lateralflexion des Okziputs auf dem Atlas bewirkt, daß sich die Hinterhauptskondylen in die entgegengesetzte Richtung bewegen, in die der Kopf zur Seite geneigt wird. Es gibt auch gewisse Hinweise, die vermuten lassen, daß die Lateralflexion kombiniert mit einer Rotation zur Gegenseite auftritt. Wenn man aber den Atlantookzipitalkomplex mit Hilfe von Kombinationsbewegungen untersucht, ist die Lateralflexionsbewegung nicht so nützlich wie die Flexion oder Extension in erster Linie, da es schwierig ist, die Dehn- oder Kompressionswirkung durch eine Kombination der Lateralflexion mit der Flexion oder Extension zu erhöhen oder zu vermindern.

Die Form der artikulierenden Oberflächen zwischen dem Atlas und dem Axis bringt es zwangsläufig mit sich, daß die Bewegungen sich von denjenigen, die zwischen dem Okziput und dem Atlas auftreten, deutlich unterscheiden. Einige Autoren sind der Ansicht, daß das Okziput und der Axis eher als Segment betrachtet werden sollten, als der Atlas und der Axis (Brakmann und Penning 1971). Dies liegt an der Befestigung der apikalen Fasciculi longitudinales des Ligamentum cruciforme, am Verlauf des Ligamentum apicis dentis von der Spitze des Dens axis zum Okziput und am Verlauf der Ligamenta alaria vom Okziput zum Axis. Dies ist zwar ein nützliches Konzept, dennoch ist die Untersuchung der oberen Halswirbelsäule unvollständig, wenn man sich nicht bemüht, die individuellen Bewegungen zwischen Okziput und Atlas sowie zwischen Atlas und Axis zu untersuchen.

Obere Halswirbelsäule

Physiologische Bewegungen des Atlantookzipitalkomplexes

Flexion

Bei der Flexion des Kopfes bewegen sich die Kondylen des Okziputs auf den oberen Gelenkflächen des Atlas nach dorsal, wobei sich die hintere atlantookzipitale Membran anspannt.

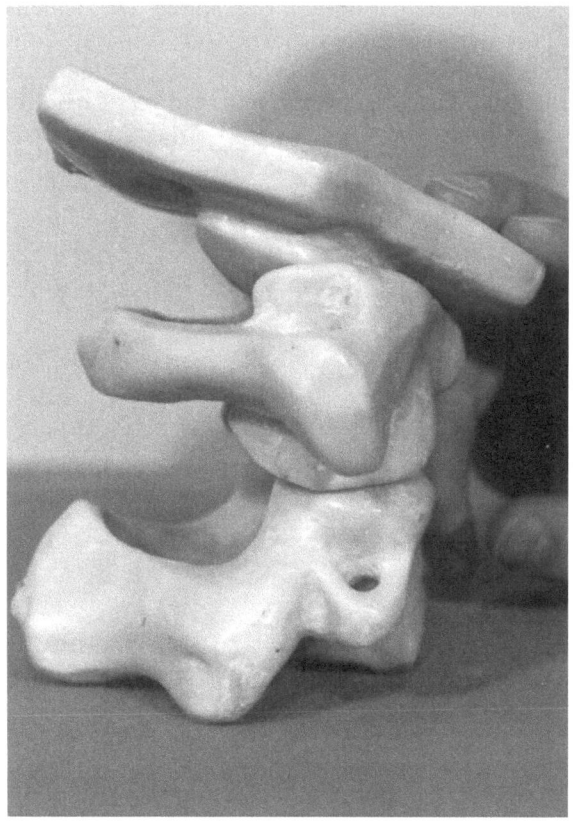

Abb. 4.1 Flexion des Atlantookzipitalkomplexes

Obere Halswirbelsäule

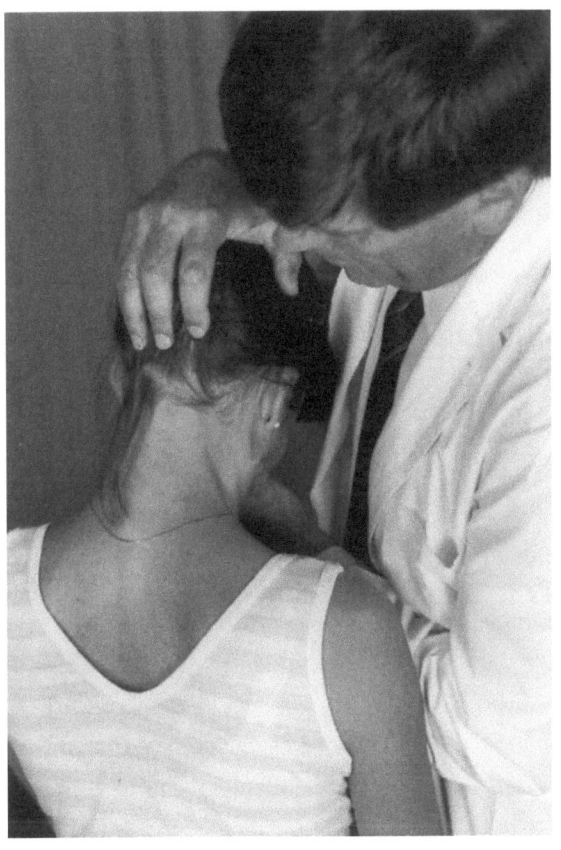

Abb. 4.2 **Prüfung der Flexion des Atlantookzipitalkomplexes**

Patientenposition: Sitzend.

Therapeutenposition: Etwas rechts vor dem Patienten stehend.

Handposition: Das linke Ellenbogengelenk des Therapeuten ist gebeugt, der linke Unterarm supiniert. Die linke Hand hält das Kinn. Der rechte Unterarm liegt auf dem Scheitelbereich des Kopfes, die Finger der rechten Hand fassen den Kopf unterhalb des Okziputs, aber oberhalb des Bogens von C1.

Bewegung: Der Kopf wird auf dem Hals flektiert, wobei die linke Hand den Kopf des Patienten gebeugt hält.

Extension

Bei der Extension bewegen sich die Hinterhauptskondylen auf der oberen Gelenkfläche des Atlas nach ventral. Dabei spannen sich die vordere Atlantookzipitalmembran und das Ligamentum apicis dentis an.

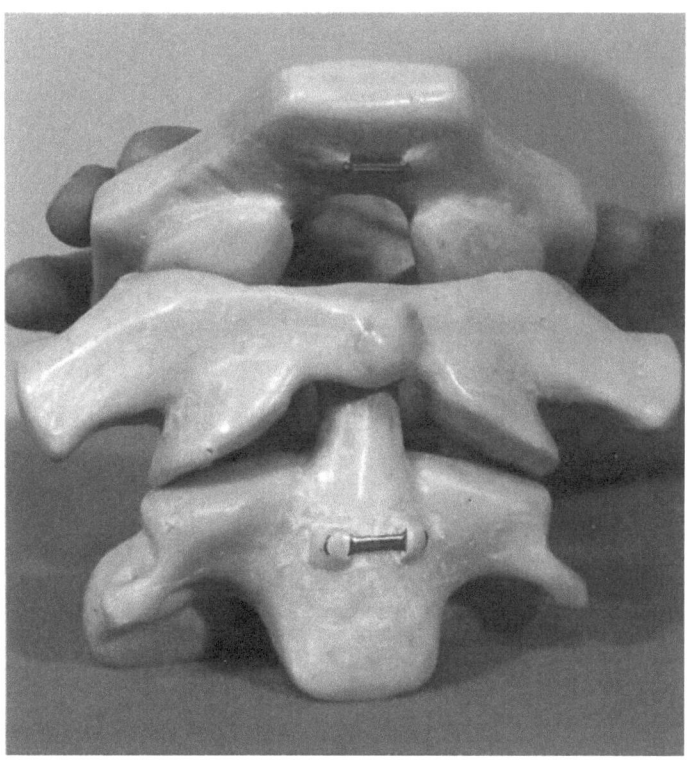

Abb. 4.3 Extension des Atlantookzipitalkomplexes

Obere Halswirbelsäule

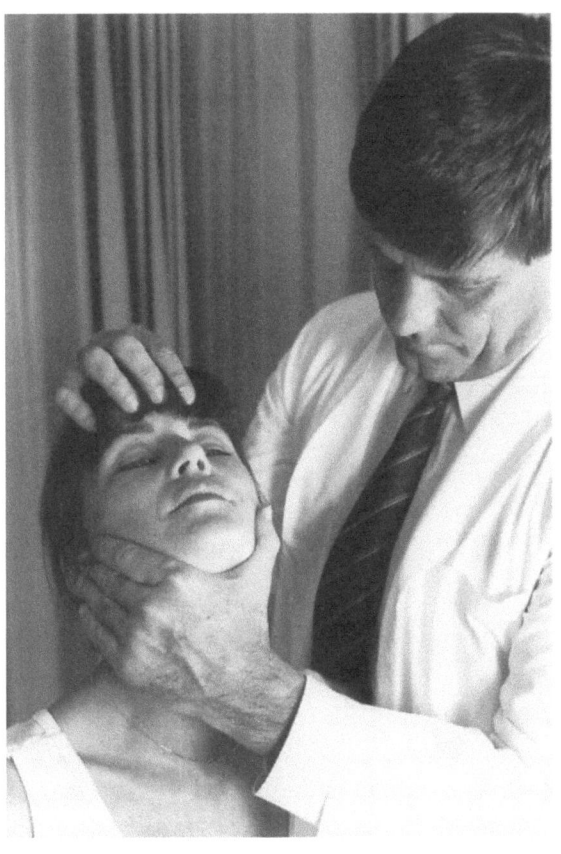

Abb. 4.4	**Prüfung der Extension des Atlantookzipitalkomplexes**

Patientenposition: Sitzend.

Therapeutenposition: Auf der linken Seite des Patienten stehend.

Handposition: Die linke Hand des Therapeuten umfaßt das Kinn des Patienten. Die rechte Hand wird auf den Scheitelbereich des Kopfes gelegt, wobei die Finger über die Stirn reichen.

Bewegung: Extension des oberen Zervikalbereichs, wobei die Protrusion des Kopfes mit der linken Hand unterstützt wird.

Rotation

Bei der Linksrotation des Okziputs auf dem Atlas kommt es zu einer Rückwärtsbewegung der linken Hinterhauptskondyle auf der linken oberen Gelenkfläche des Atlas. Auf der anderen Seite wird eine Vorwärtsbewegung der rechten Hinterhauptskondyle auf der rechten oberen Kondyle des Atlas beobachtet.

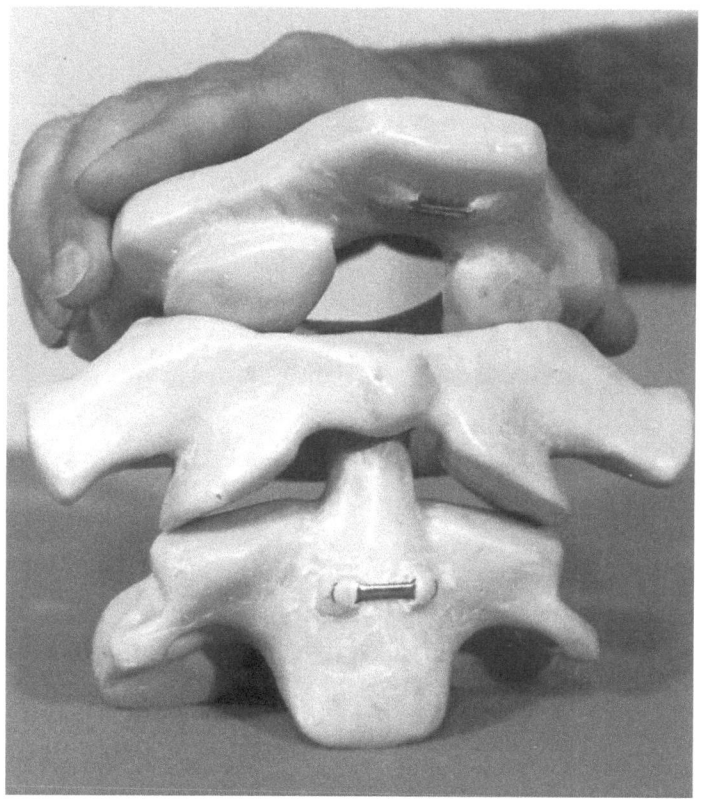

Abb. 4.5   **Linksrotation des Atlantookzipitalkomplexes**

Obere Halswirbelsäule

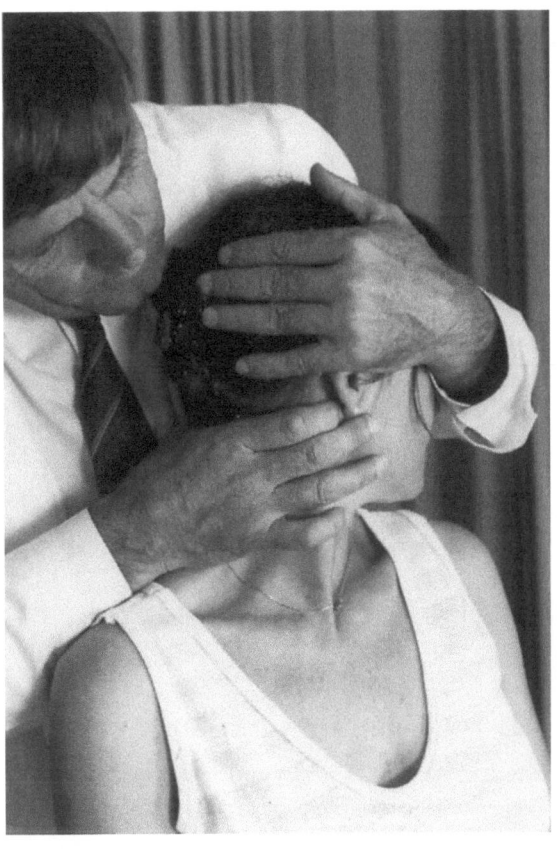

Abb. 4.6 **Prüfung der Linksrotation des Atlantookzipitalkomplexes**

Patientenposition: Sitzend.

Therapeutenposition: Hinter dem Patienten stehend.

Handposition: Die linke Hand des Therapeuten umfaßt den Kopf des Patienten, so daß der kleine Finger auf dem Okziput liegt.
Die rechte Hand des Therapeuten wird so plaziert, daß die Spitze des Zeigefingers auf dem rechten Querfortsatz von C1, der Daumen auf dem linken Querfortsatz von C1 liegt.

Bewegung: Der linke Arm des Therapeuten rotiert den Kopf des Patienten nach links. Die Bewegung zwischen dem rechten Querfortsatz von C1 und dem Okziput wird beurteilt.

Physiologische Bewegungen des Atlantoaxialkomplexes

Flexion

Bei der Flexion nimmt der Abstand zwischen dem hinteren Atlasbogen und dem Dornfortsatz des Axis zu, und es kommt posterior zu einem Klaffen der Gelenkflächen.

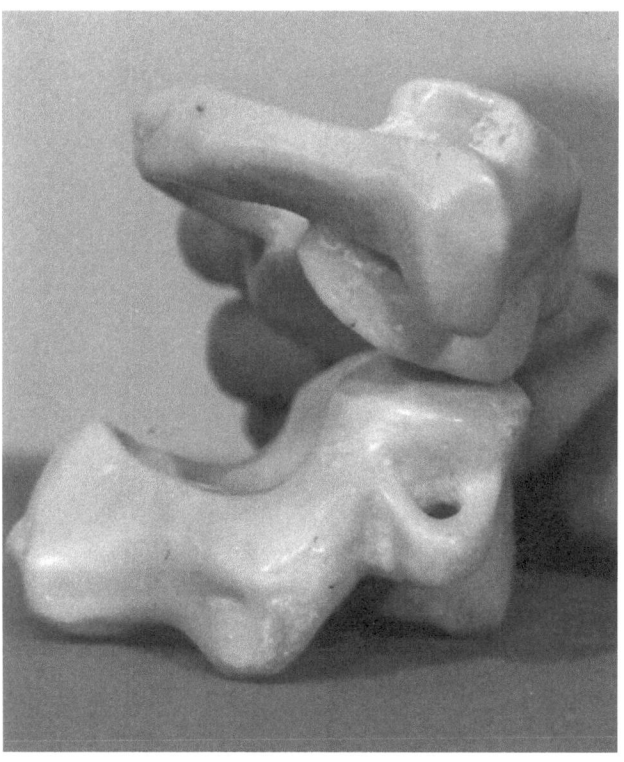

Abb. 4.7   Flexion des Atlantoaxialkomplexes

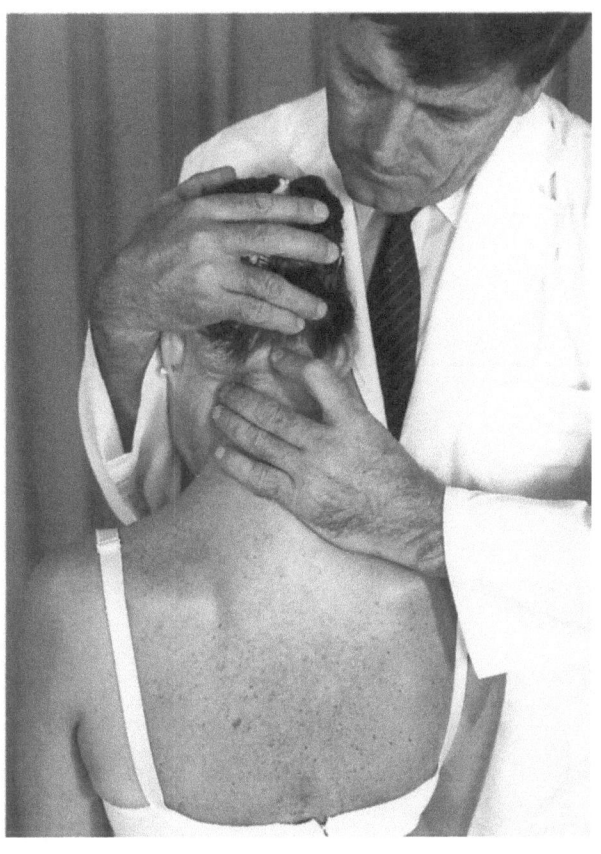

Abb. 4.8 **Prüfung der Flexion des Atlantoaxialkomplexes**

Patientenposition: Sitzend.

Therapeutenposition: Auf der rechten Seite des Patienten stehend.

Handposition: Der Therapeut hält mit dem rechten Arm den Kopf des Patienten so, daß der kleine Finger der rechten Hand um den hinteren Wirbelbogen von C1 liegt. Die Finger der rechten Hand liegen gespreizt über dem Hinterkopf des Patienten.

Die linke Hand des Therapeuten wird so plaziert, daß die Zeigefingerspitze über der oberen Fläche des Dornfortsatzes von C2 liegt; die Spitze des Mittelfingers liegt über dem linken Gelenkfortsatz von C2. Die Daumenkuppe befindet sich über dem rechten Gelenkfortsatz von C2.

Bewegung: C1 wird auf C2 gebeugt, indem man den Kopf und C1 auf C2 nach vorne neigt. Die Bewegung kann zwischen den palpierenden Fingern der linken Hand und der Bewegung des Wirbelbogens von C1 getastet werden.

Extension

Bei der Extension nähern sich der hintere Wirbelbogen des Atlas und der Dornfortsatz des Axis einander an, während die vorderen Gelenkflächen auseinanderklaffen.

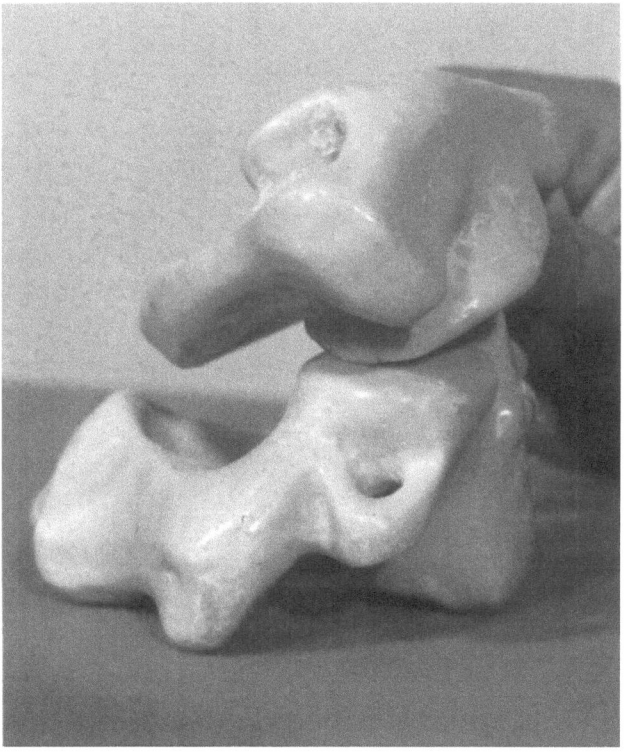

Abb. 4.9	**Extension des Atlantoaxialkomplexes**

Obere Halswirbelsäule

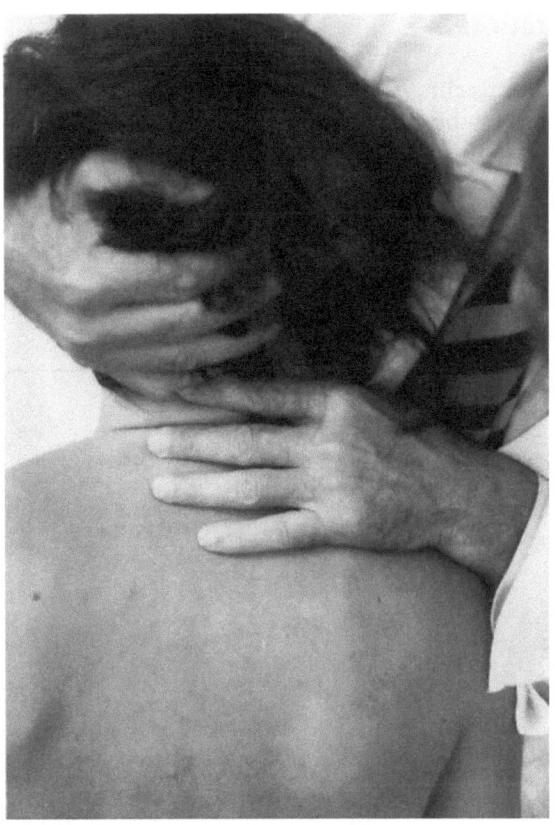

Abb. 4.10	**Prüfung der Extension des Atlantoaxialkomplexes**
Patientenposition:	Sitzend.
Therapeutenposition:	An der rechten Seite des Patienten stehend.
Handposition:	Wie bei der Flexion von C1 auf C2.
Bewegung:	Der Kopf und C1 werden auf C2 nach hinten geneigt. Die Bewegung kann zwischen den palpierenden Fingern der linken Hand und dem Wirbelbogen von C1 getastet werden.

Rotation

Bei der Rechtsrotation des Atlas auf dem Axis bewegt sich die linke untere Gelenkfläche des Atlas auf der linken oberen Gelenkfläche des Axis nach vorne, die rechte untere Gelenkfläche des Atlas gleitet auf der rechten oberen Gelenkfläche des Axis nach hinten.

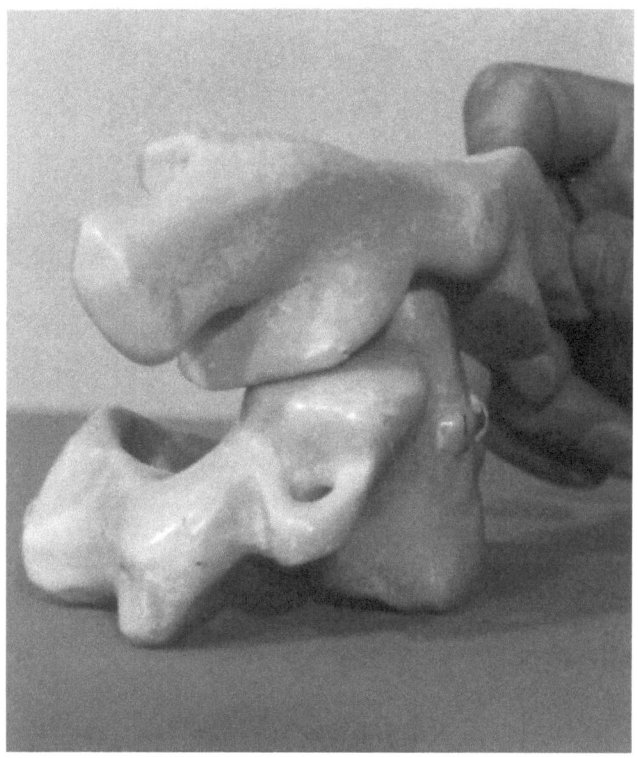

Abb. 4.11 **Rechtsrotation des Atlantoaxialkomplexes**

Obere Halswirbelsäule

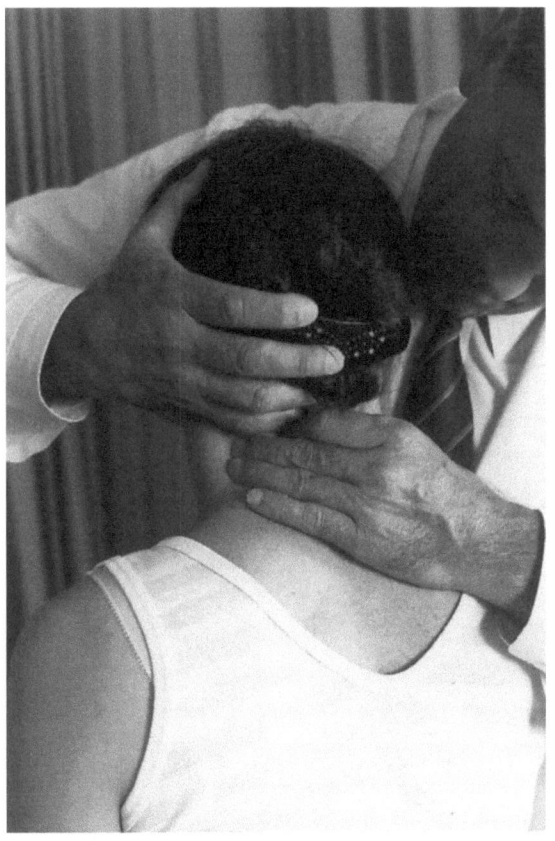

Abb. 4.12	**Prüfung der Rechtsrotation des Atlantoaxialkomplexes**
Patientenposition:	Sitzend.
Therapeutenposition:	An der rechten Seite des Patienten stehend.
Handposition:	Der Therapeut umgreift den Kopf des Patienten mit dem rechten Arm, so daß der rechte kleine Finger des Therapeuten um den Wirbelbogen von C1 liegt. Die Finger der rechten Hand werden am Hinterkopf des Patienten gespreizt. Die linke Hand des Therapeuten wird so plaziert, daß die Zeigefingerkuppe über der linken Seite des Dornfortsatzes des Axis liegt, der Daumen über der rechtsseitigen Gelenkverbindung.
Bewegung:	Der Kopf des Patienten und C1 werden nach rechts rotiert. Die Rotationsbewegung von C1 und C2 wird zwischen den palpierenden Fingern der linken Hand getastet. Man spürt, wie sich der linke Gelenkfortsatz von C1 von der Kuppe des linken Mittelfingers wegbewegt.

Untersuchung des Atlantookzipitalkomplexes mit Hilfe von Kombinationsbewegungen

Die Prinzipien der Anwendung von Kombinationsbewegungen in der oberen Halswirbelsäule sind dieselben wie an der übrigen Wirbelsäule, d. h. es werden diejenigen Bewegungen kombiniert, die die Gelenke und die umgebenden Strukturen dehnen und komprimieren.

Rechtsrotation in Flexion

Bei der Flexion bewegen sich die Hinterhauptskondylen relativ zu der Gelenkfläche des Atlas nach hinten. Angenommen, dies wird mit der Rotation nach rechts kombiniert, resultiert eine vermehrte Dehnung des hinteren Gelenkkapselanteils des rechten Atlantookzipitalgelenks.

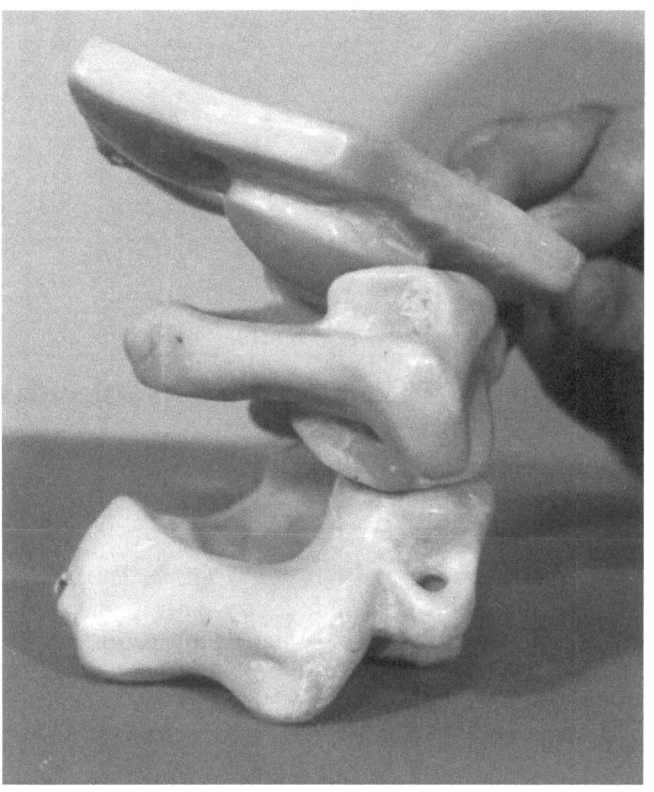

Abb. 4.13   Rechtsrotation in Flexion des Atlantookzipitalkomplexes

Obere Halswirbelsäule

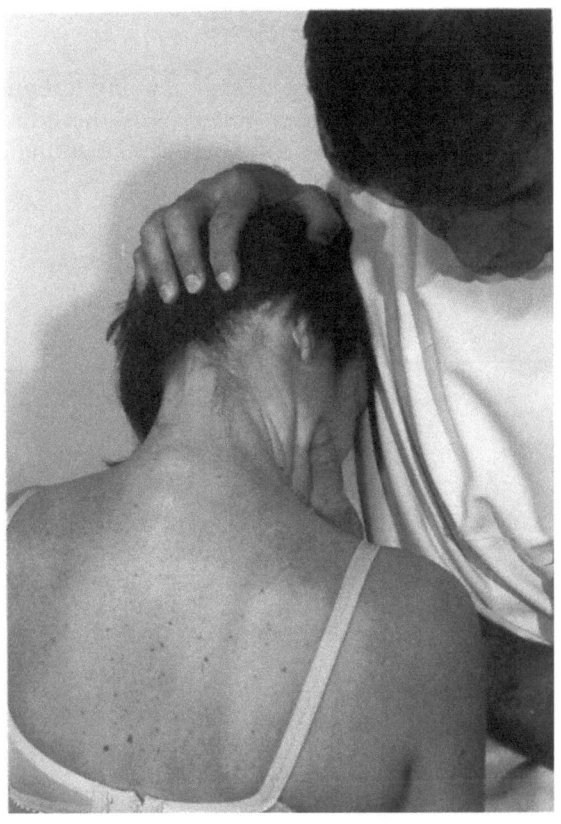

| Abb. 4.14 | **Prüfung der Rechtsrotation in Flexion des Atlantookzipitalkomplexes** |

Patientenposition: Sitzend.

Therapeutenposition: Etwas seitlich vor dem Patienten stehend. Der Kopf wird nach dieser Seite rotiert.

Handposition: Das linke Ellenbogengelenk wird gebeugt, der linke Unterarm supiniert. Die linke Hand umfaßt das Kinn. Der rechte Unterarm wird über dem Scheitelbereich des Kopfes plaziert, die Finger der rechten Hand fassen den Kopf unterhalb des Hinterhaupts, aber oberhalb des Bogens von C1.

Bewegung: Der Kopf wird auf dem Hals flektiert, dann die Rechtsrotation des Kopfes durchgeführt, um die rechten hinteren Strukturen zwischen dem Hinterhaupt und C1 zu dehnen.

Rechtsrotation in Extension

Bei der Extension bewegen sich die Hinterhauptskondylen relativ zur Gelenkfläche des Atlas nach vorne. Wird dies mit der Rechtsrotation kombiniert, erreicht man eine Zunahme der Dehnung der vorderen Gelenkkapsel des Atlantookzipitalgelenks.

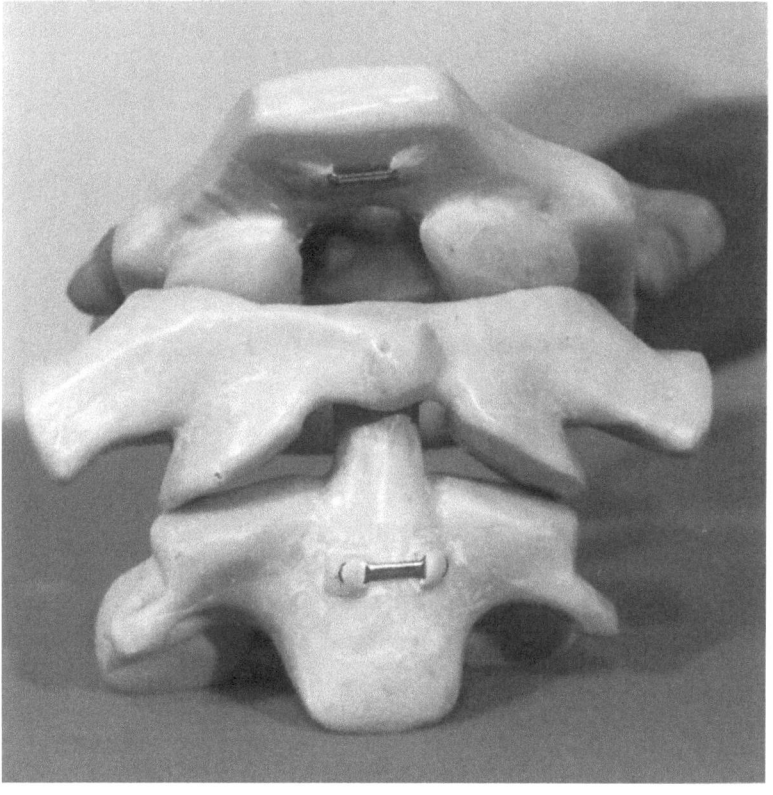

Abb. 4.15　　Rechtsrotation in Extension des Atlantookzipitalkomplexes

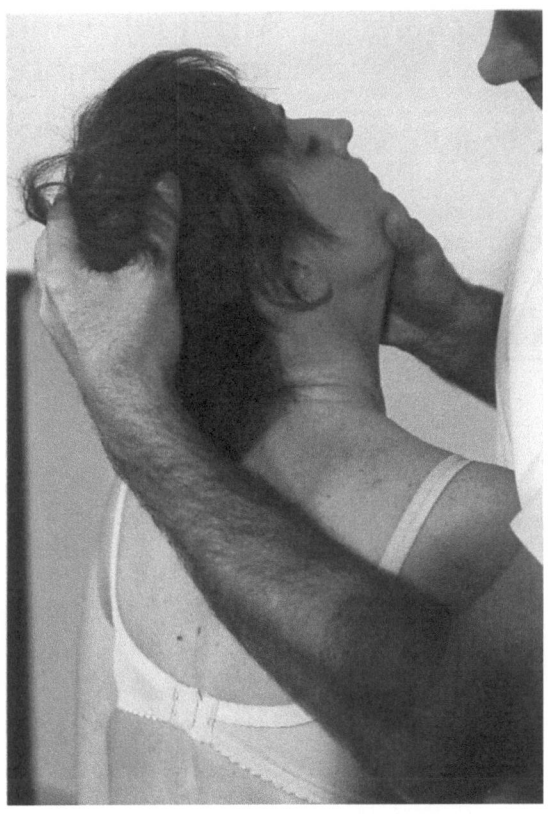

Abb. 4.16	**Prüfung der Rechtsrotation in Extension des Atlantookzipitalkomplexes**

Patientenposition: Sitzend.

Therapeutenposition: Etwas rechts vor dem Patienten stehend.

Handposition: Die rechte Hand des Therapeuten faßt das Kinn des Patienten. Die linke Hand wird über den Scheitelbereich des Kopfes gelegt, so daß die Finger auf der Stirn des Patienten liegen.

Bewegung: Der Kopf wird in den Nacken extendiert und dann die Rechtsrotation durchgeführt, so daß sich die vorderen Strukturen zwischen dem Hinterhaupt und C1 auf der linken Seite dehnen.

Untersuchung des Atlantookzipitalkomplexes mit Hilfe von Kombinationsbewegungen

Flexion in Rechtsrotation

Bei der Rechtsrotation des Atlas auf dem Axis bewegt sich die untere Gelenkfläche des Atlas auf der linken oberen Gelenkfläche des Axis nach vorne. Rechts erfolgt die Gegenbewegung. Wird dann die Flexion durchgeführt, erreicht man eine Zunahme der Dehnung der rechten und linken hinteren Anteile des Atlantoaxialgelenks.

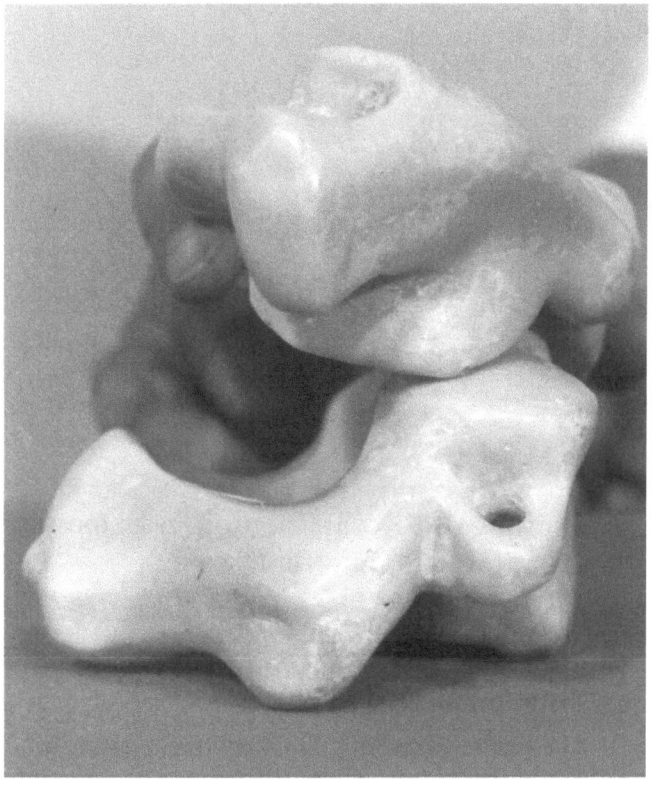

Abb. 4.17 Flexion in Rechtsrotation des Atlantoaxialkomplexes

Obere Halswirbelsäule

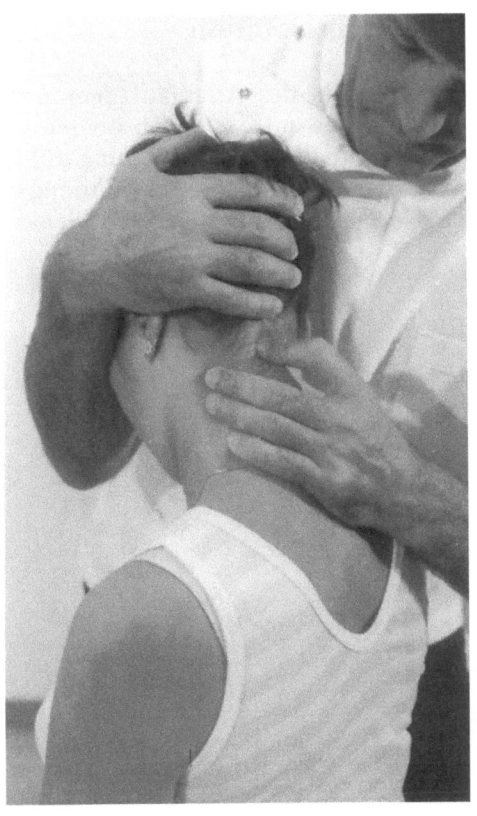

Abb. 4.18	**Prüfung der Flexion in Rechtsrotation des Atlantoaxialkomplexes**

Patientenposition: Sitzend.

Therapeutenposition: Stehend, auf die rechte Seite des Patienten blickend.

Handposition: Der rechte Arm des Therapeuten wird so um den Kopf des Patienten gelegt, daß der kleine Finger sich auf dem Atlasbogen befindet. Die linke Hand des Therapeuten wird so über dem Atlas plaziert, daß die Zeigefingerkuppe auf dem Dornfortsatz des Axis liegt; der linke Mittelfinger befindet sich über der linken Gelenksäule des Axis, der linke Daumen über der rechten Gelenksäule des Axis.

Bewegung: Kopf und Atlas werden nach rechts rotiert und dann nach vorne gebeugt.

Extension in Rechtsrotation

Bei der Rechtsrotation des Atlas auf dem Axis bewegt sich die untere Gelenkfläche des Atlas auf der linken oberen Gelenkfläche des Axis, auf der rechten Seite tritt die Gegenbewegung auf. Erfolgt darauf die Extension, kommt es zu einer Zunahme der Dehnung der rechten und linken hinteren Anteile der Kapsel des Atlantoaxialgelenks.

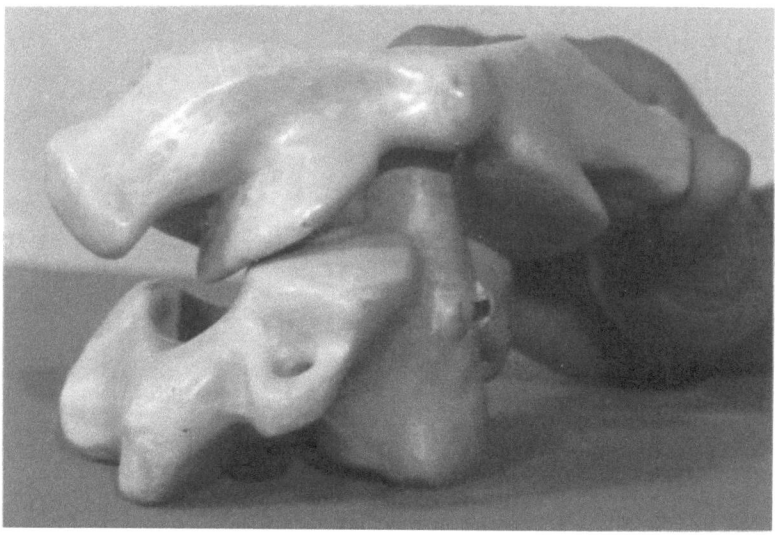

Abb. 4.19　**Extension in Rechtsrotation des Atlantoaxialkomplexes**

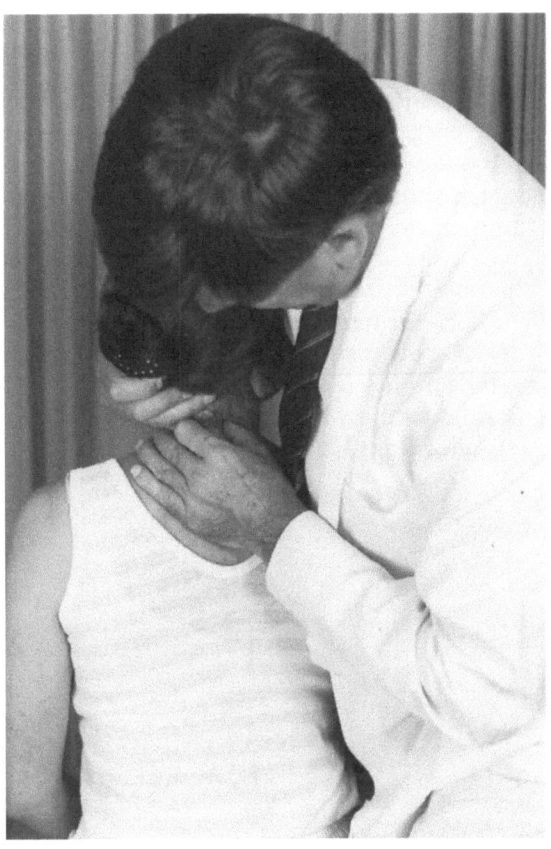

| Abb. 4.20 | **Prüfung der Extension in Rechtsrotation des Atlantoaxialkomplexes** |

Patientenposition:	Sitzend.
Therapeutenposition:	Stehend, auf die rechte Seite des Patienten blickend.
Handposition:	Wie bei der Rechtsrotation und Flexion.
Bewegung:	Kopf und Atlas werden auf dem Axis nach rechts rotiert und dann die Extension des Kopfes und des Atlas durchgeführt.

Bestätigung durch Palpation

Die oben beschriebenen passiven Untersuchungsmethoden rufen Zeichen hervor, die eher mit einer Einschränkung als mit einer Reproduktion von Schmerzen zusammenhängen. Nach der Untersuchung der physiologischen Bewegungen sollten die Befunde demnach durch Palpation bestätigt werden. Konnten die entsprechenden Symptome durch die Anwendung von Kombinationsbewegungen nicht reproduziert werden, müssen sie mit Hilfe der Palpation gefunden werden. Sehr häufig können bestimmte Zeichen und Symptome durch Palpation isoliert werden.

Bei der Durchführung der Palpation muß sehr sorgfältig vorgegangen werden, indem man das zu untersuchende Gelenk in die geeignete kombinierte Position bringt. Diese Position muß während der Durchführung der Palpation unbedingt beibehalten werden.

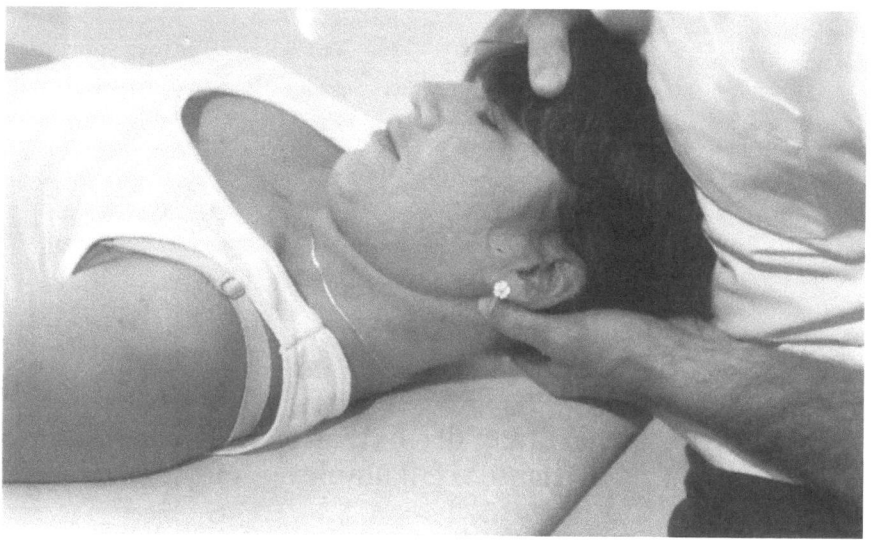

Abb. 4.21   **Anteriorer Druck auf die linke Atlasseite. Kopf in Flexion und Linksrotation**

Patientenposition: Rückenlage.

Therapeutenposition: Am Kopf des Patienten stehend.

Handposition: Die rechte Hand des Therapeuten liegt auf der Stirn des Patienten, so daß die Finger der Hand auf der rechten Stirnseite des Patienten liegen. Die linke Hand des Therapeuten wird unter das Hinterhaupt gelegt, die Daumenkuppe wird auf der Vorderseite des linken Querfortsatzes von C1 plaziert.

Bewegung: Der Kopf des Patienten wird in Flexion und Linksrotation gehalten. Über dem linken Querfortsatz von C1 wird ein anteriorer Druck ausgeübt, um die Dehnung auf die hinteren linksseitigen Strukturen zwischen Hinterhaupt und Atlas zu verringern.

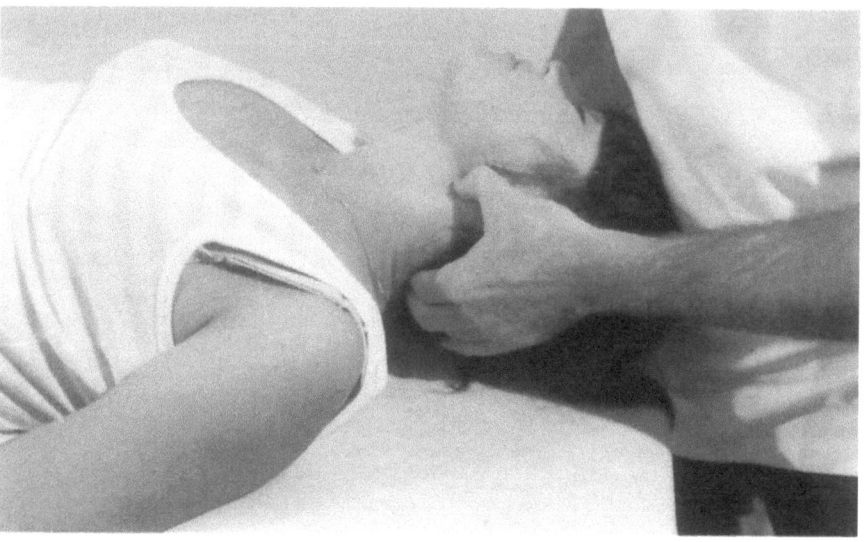

Abb. 4.22	Anteriorer Druck auf die linke Seite des Atlas. Kopf in Extension und Rechtsrotation
Patientenposition:	Rückenlage, Kopf in Extension und Rechtsrotation.
Therapeutenposition:	Am Kopf des Patienten stehend.
Handposition:	Beide Hände halten den Kopf des Patienten fest, so daß beide Zeigefinger am Wirbelbogen von C1 liegen. Die linke Daumenkuppe wird auf die Vorderfläche des linken Querfortsatzes von C1 gelegt.
Bewegung:	Der Kopf des Patienten wird über dem Zeigefinger des Therapeuten extendiert und dann die Rechtsrotation durchgeführt. Der linke Daumen übt einen anterioren Druck auf den linken Querfortsatz von C1 aus.

Obere Halswirbelsäule

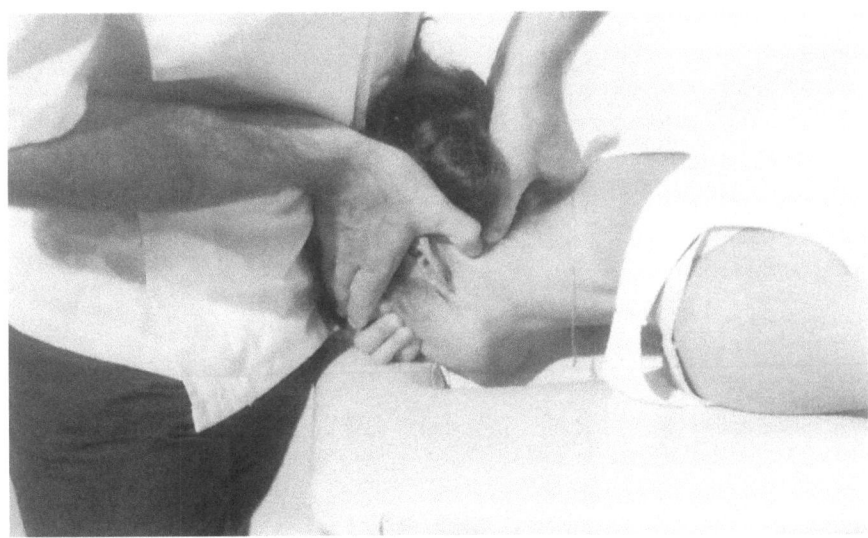

Abb. 4.23	**Posteriorer Druck auf die linke Seite des Atlas. Kopf in Extension und Rechtsrotation**
Patientenposition:	Bauchlage, die rechte Hand stützt die Stirn ab. Der Kopf ist extendiert und nach rechts rotiert.
Therapeutenposition:	Am Kopf des Patienten und etwas auf dessen rechter Seite stehend.
Handposition:	Der rechte Unterarm des Therapeuten ist gebeugt, das rechte Handgelenk extendiert. Die Finger der rechten Hand liegen über dem linken Parietalbereich des Patienten. Der rechte Daumen des Therapeuten wird im Metakarpophalangealgelenk gestreckt und im Interphalangealgelenk gebeugt, so daß die rechte Daumenkuppe über der hinteren Seite des linken Querfortsatzes von C1 liegt. Die linke Hand des Therapeuten wird auf die Hinterfläche der Halswirbelsäule des Patienten gelegt, so daß die Kuppe des abduzierten linken Daumens über dem posterioren Aspekt des linken Querfortsatzes von C1 liegt. Die Finger der linken Hand spreizen sich an der rechten Seite der Halswirbelsäule des Patienten.
Bewegung:	Der Kopf wird in Extension und Rechtsrotation gehalten. Über dem linken Querfortsatz von C1 wird posteriorer Druck ausgeübt, um die Dehnung auf die linken anterioren Strukturen zwischen dem Okziput und C1 zu verringern.

Obere Halswirbelsäule

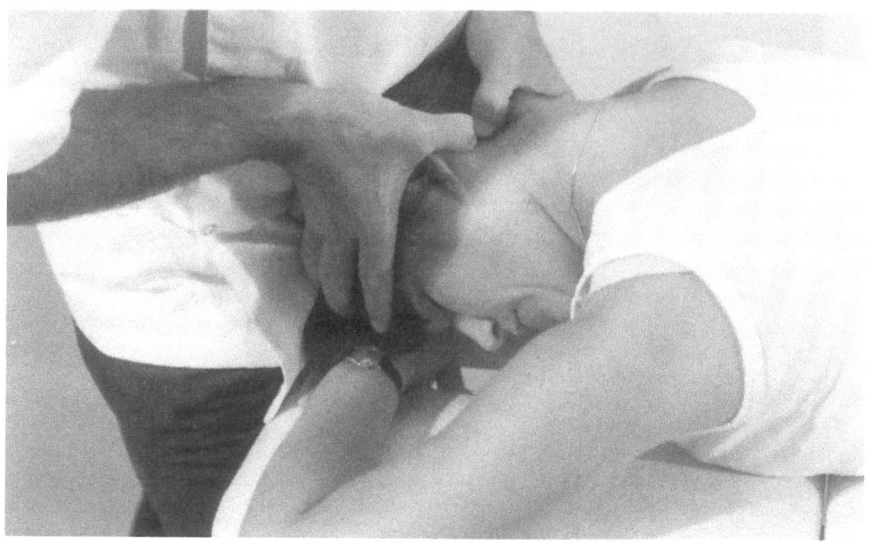

Abb. 4.24	**Posteriorer Druck über dem linken Querfortsatz des Atlas. Kopf und Atlas nach links rotiert, auf dem Atlas flektiert**
Patientenposition:	Bauchlage, Kopf und Atlas nach links rotiert und flektiert. Die Stirn des Patienten ruht auf dem linken Handrücken.
Therapeutenposition:	Am Kopf des Patienten stehend.
Handposition:	Die Daumenkuppen des Therapeuten liegen einander gegenüber auf der Rückseite des linken Querfortsatzes des Atlas. Die Finger der rechten Hand sind über dem Temporalbereich des Patienten gespreizt, die Finger der linken Hand liegen über der rechten seitlichen Halswirbelsäule des Patienten.
Bewegung:	Kopf und Atlas werden in Flexion und Linksrotation gehalten, während ein posteriorer Druck auf den linken Querfortsatz des Atlas ausgeübt wird. Dies vermindert die Rotation zwischen Atlas und Axis.

Obere Halswirbelsäule

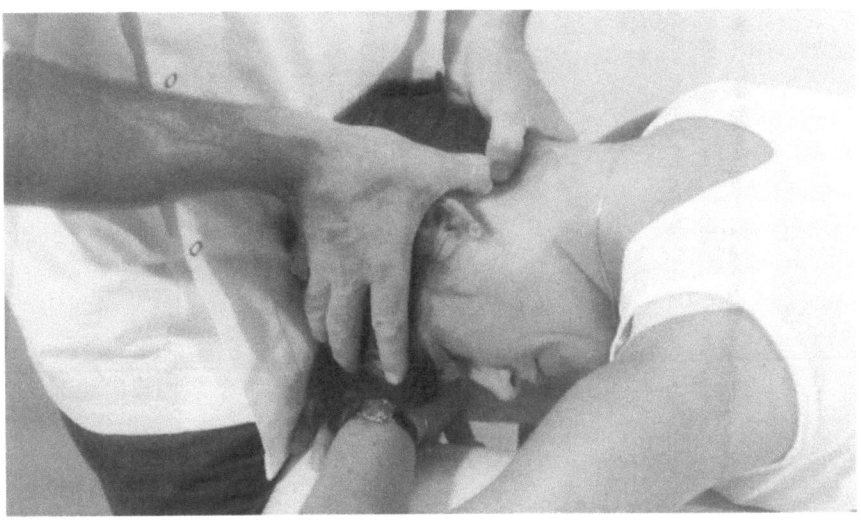

Abb. 4.25 Posteriorer Druck über der linken Massa lateralis des Axis. Kopf und Atlas in Linksrotation und auf dem Axis flektiert

Patientenposition: Bauchlage, Kopf und Atlas nach links rotiert und gegenüber dem Axis gebeugt.

Therapeutenposition: Am Kopf des Patienten stehend.

Handposition: Die Daumenkuppen des Therapeuten liegen auf der linken Massa lateralis des Axis einander gegenüber; die Finger der rechten Hand werden über den linken Temporalbereich des Patienten gelegt, die Finger der linken Hand liegen über der rechten Seite der Halswirbelsäule des Patienten.

Bewegung: Kopf und Atlas werden in Linksrotation und Flexion gehalten, während ein posteriorer Druck auf die linke Massa lateralis des Axis ausgeübt wird. Dies führt zu einer verstärkten Linksrotation zwischen dem Axis und dem Atlas.

Obere Halswirbelsäule

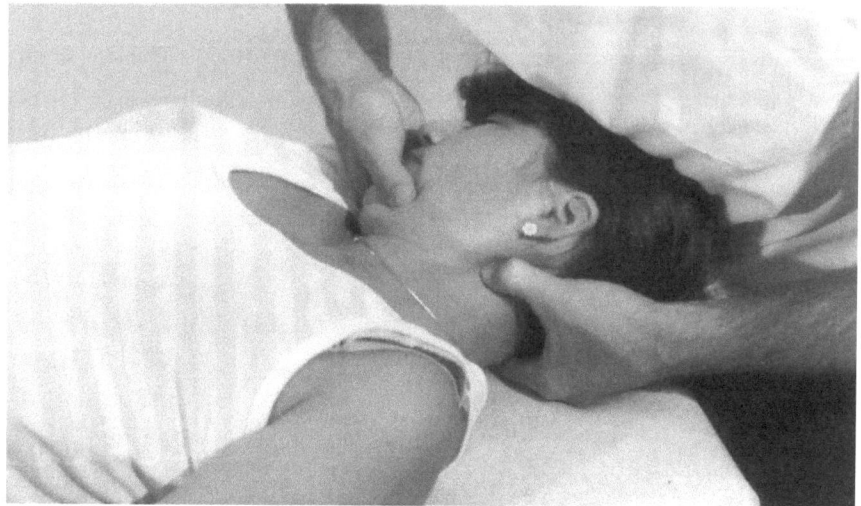

Abb. 4.26	**Anteriorer Druck über der linken Atlasseite. Kopf und Atlas in Rechtsrotation, auf dem Atlas flektiert**
Patientenposition:	Rückenlage, Kopf und Atlas in Flexion und Rechtsrotation.
Therapeutenposition:	Am Kopf des Patienten stehend.
Handposition:	Der rechte Daumen des Therapeuten wird abgespreizt und die rechte Hand so über das Kinn des Patienten gelegt, daß der Daumen über der linken Mandibula liegt und sich die Finger der rechten Hand über der rechten Mandibula spreizen. Die linke Hand des Therapeuten wird so plaziert, daß die linke Daumenkuppe über der Vorderseite der Massa lateralis des Axis liegt.
Bewegung:	Kopf und Atlas werden in Flexion und Rotation gehalten, während ein anteriorer Druck auf die linke Massa lateralis des Axis ausgeübt wird, so daß die Rotation zwischen Axis und Atlas zunimmt.

Obere Halswirbelsäule

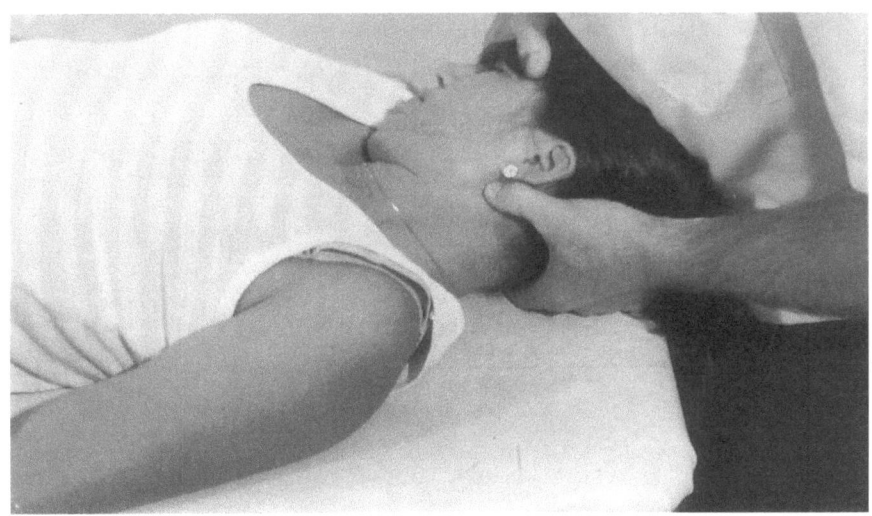

| Abb. 4.27 | **Anteriorer Druck über der linken Seite des Atlas. Kopf und Atlas in Rechtsrotation und auf dem Axis flektiert** |

Patientenposition: Rückenlage. Kopf und Atlas in Rechtsrotation und auf dem Axis gebeugt.

Therapeutenposition: Am Kopf des Patienten stehend.

Handposition: Die rechte Hand des Therapeuten wird auf die Stirn des Patienten gelegt, um die Flexion und Rechtsrotation aufrechtzuerhalten. Die linke Hand des Therapeuten wird so plaziert, daß die linke Daumenkuppe über der Vorderseite des Atlas-Querfortsatzes liegt.

Bewegung: Es wird ein anteriorer Druck über dem vorderen Aspekt des Atlas-Querfortsatzes ausgeübt, um die Rotation zwischen Atlas und Axis zu vermindern.

Obere Halswirbelsäule

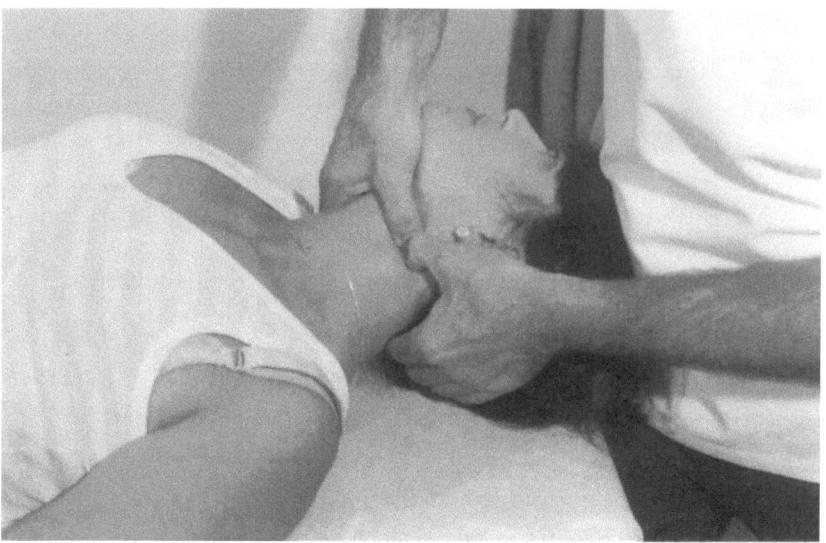

Abb. 4.28	Anteriorer Druck über der linken Seite des Axis. Kopf und Atlas in Rechtsrotation und gegenüber dem Axis in Extension
Patientenposition:	Rückenlage, Kopf und Atlas auf dem Axis nach rechts rotiert.
Therapeutenposition:	Am Kopf des Patienten stehend.
Handposition:	Die Dorsalseite der Daumenspitzen werden einander gegenüberliegend über der Vorderseite des linken Gelenkfortsatzes des Axis plaziert. Die Finger der rechten Hand liegen über der rechten Seite der Halswirbelsäule des Patienten; die Finger der linken Hand werden um den Wirbelbogen des Atlas und um das Hinterhaupt gelegt.
Bewegung:	Kopf und Atlas werden in Rechtsrotation und Extension gehalten, und es wird auf die linke Seite des Axis ein anteriorer Druck ausgeübt. Dieser Druck erhöht die Wirkung der Rotation zwischen Atlas und Axis.

Obere Halswirbelsäule

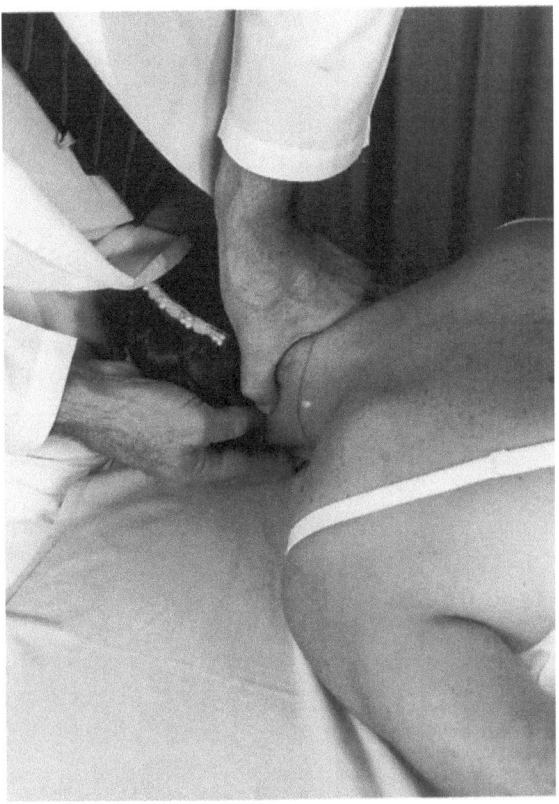

Abb. 4.29	**Posteriorer Druck über dem linken Querfortsatz des Atlas. Kopf und Atlas in Rechtsrotation und auf dem Axis flektiert**
Patientenposition:	Bauchlage, Kopf und Atlas in Rechtsrotation und Flexion. Die Stirn des Patienten ruht auf dem rechten Handrücken des Patienten.
Therapeutenposition:	Am Kopf des Patienten stehend.
Handposition:	Die opponierten Daumenkuppen werden über der hinteren Seite des linken Atlas-Querfortsatzes plaziert. Die Finger der rechten Hand werden über dem Temporalbereich des Patienten gespreizt, die Finger der linken Hand liegen über der rechten Seite der Halswirbelsäule des Patienten.
Bewegung:	Kopf und Atlas werden in Flexion und Rechtsrotation gehalten, während ein posteriorer Druck über dem linken Querfortsatz des Atlas ausgeübt wird. Dies erhöht die Rotation zwischen Atlas und Axis.

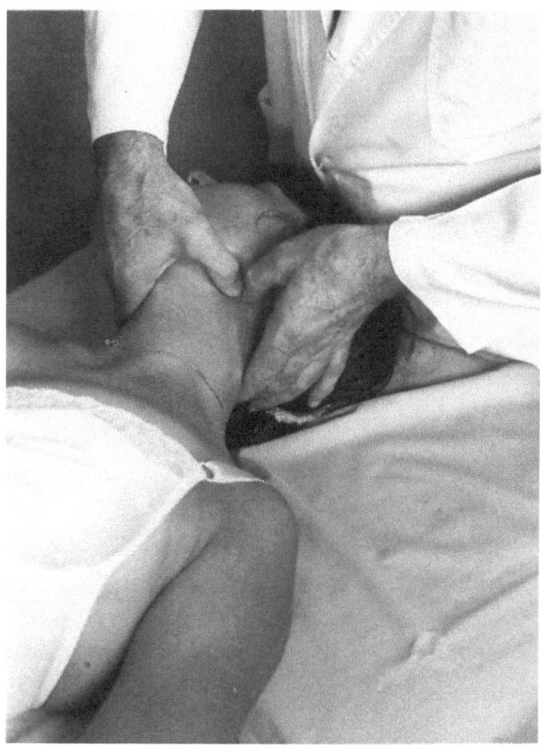

Abb. 4.30 **Anteriorer Druck über dem linken Querfortsatz des Atlas. Kopf und Atlas in Rechtsrotation und auf dem Axis extendiert**

Patientenposition: Rückenlage, Kopf und Atlas in Extension und auf dem Axis nach rechts rotiert.

Therapeutenposition: Am Kopf des Patienten stehend.

Handposition: Beide Daumenkuppen werden über der Vorderseite des Atlas-Querfortsatzes plaziert. Die Finger der rechten Hand spreizen sich über der rechten Seite der Halswirbelsäule des Patienten, die Finger der linken Hand liegen gespreizt um das Hinterhaupt.

Bewegung: Über dem linken Atlas-Querfortsatz wird ein anteriorer Druck ausgeübt, um die Rotation zwischen Atlas und Axis zu vermindern.

Literatur

Brakman R., Penning L. (1971) Injuries of the cervical spine. In: Excerpta Medica, Amsterdam, S. 3–30

5. Mittlere und untere Halswirbelsäule und Brustwirbelsäule

Objektive Untersuchung der mittleren und unteren Halswirbelsäule

Spezifische Bewegungen und Beobachtungen

Der Patient muß sich ausreichend entkleiden, damit der Oberkörper und die Arme inspiziert werden können, und damit die Durchführung einer vollständigen neurologischen Untersuchung möglich ist.

Während man den Patienten im allgemeinen im Sitzen untersucht, kann es empfehlenswert sein, die anfängliche Inspektion am stehenden Patienten durchzuführen, da dann bestimmte Merkmale, wie eine Wirbelsäulendeformität leichter gesehen werden können.

Beobachtung von hinten

Bei der Inspektion von hinten kann folgendes beobachtet werden (auf Variationen sollte man achten):
1. veränderter Schulterstand,
2. offensichtliche Veränderungen des Muskeltonus der Schulter- und Nackenmuskulatur,
3. Position des Kopfes und Halses auf den Schultern,
4. Stellung der Schulterblätter.

Beobachtung von vorne

Bei der Inspektion von vorne sollte der Kliniker auf folgende Punkte achten:
1. Höhe der Schlüsselbeine,
2. offensichtliche Veränderungen des Tonus der vorderen Halsmuskulatur,
3. Protraktion oder Retraktion des Schultergürtels.

Beobachtung von der Seite

Bei der Inspektion von der Seite sollte der Kliniker auf folgendes achten:

1. Position des Kopfes in Relation zum Hals,
2. Position des Halses und Kopfes in Beziehung zur Brustwirbelsäule,
3. Form der zervikalen, thorakalen und lumbalen Wirbelsäulenschwingungen (vermehrte oder abgeflachte Kyphose oder Lordose),
4. Haltung beim Sitzen.

Untersuchung von Bewegungen

Die Halswirbelsäule kann untersucht werden, indem der Therapeut vor oder hinter dem Patienten steht. Die Untersuchung von hinten ermöglicht es dem Therapeuten, die segmentale Bewegung der zervikalen Gelenke zu beobachten. Die Untersuchung von vorn erlaubt eine gute Beobachtung des Gesichtsausdrucks; mit Hilfe der Gesichtszüge können Veränderungen des Bewegungsumfangs beurteilt werden.

Mittlere und untere Halswirbelsäule und Brustwirbelsäule

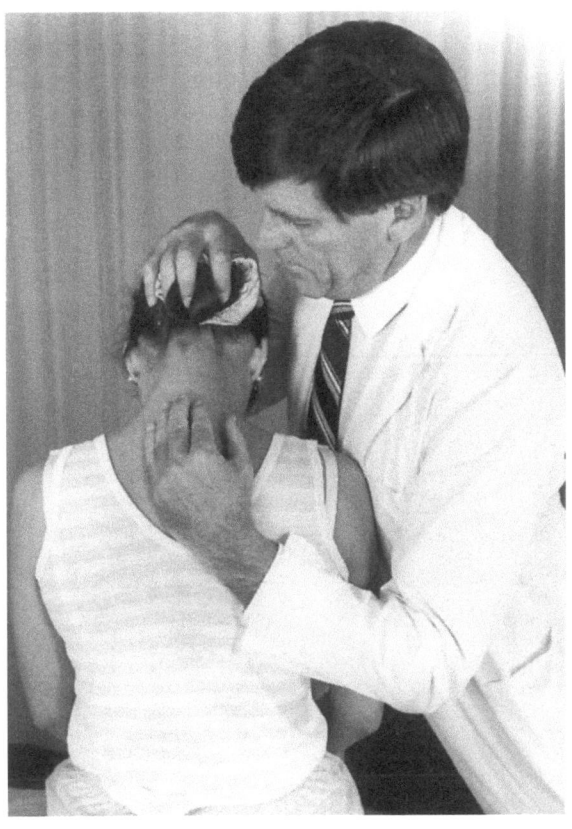

Abb. 5.1	**Untersuchung der Flexion**
Patientenposition:	Sitzend.
Therapeutenposition:	An der Seite und etwas vor dem Patienten stehend.
Handposition:	Die rechte Hand des Therapeuten wird auf den Kopf des Patienten gelegt, so daß die Finger der rechten Hand unterhalb des Axis ruhen. Der rechte Unterarm wird auf den Scheitelbereich des Kopfes gelegt. Die linke Hand des Therapeuten wird so plaziert, daß die Handfläche über der oberen Brustwirbelsäule ruht und der Mittelfinger in der Mitte, der Zeigefinger rechts und der Ringfinger links auf Th1 liegt.
Bewegung:	Kopf und Hals werden mit der rechten Hand des Therapeuten gebeugt, die obere Brustwirbelsäule mit der linken Hand stabilisiert.

Hat man den symptomatischen Bereich gefunden, bittet man den Patienten, den Kopf so weit wie möglich nach vorne zu beugen und zu versuchen, das Kinn auf die Brust zu legen. Der Bereich, in dem die Symptome auftreten oder sich verändern, wird festgehalten, und man beobachtet, ob eine

Abweichung von der Medianebene oder eine Auffälligkeit der segmentalen Bewegung auftritt. Wie bei der Lendenwirbelsäule wird das Wiederaufrichten aus der gebeugten Position beurteilt und darauf geachtet, ob ein schmerzhafter Bogen vorliegt. Das Gelenk C4/C5 soll als Beispiel dienen: im Apophysealgelenk gleiten bei der Flexion die unteren Gelenkfacetten von C4 auf den oberen Gelenkfacetten von C5 nach oben.

Mittlere und untere Halswirbelsäule und Brustwirbelsäule

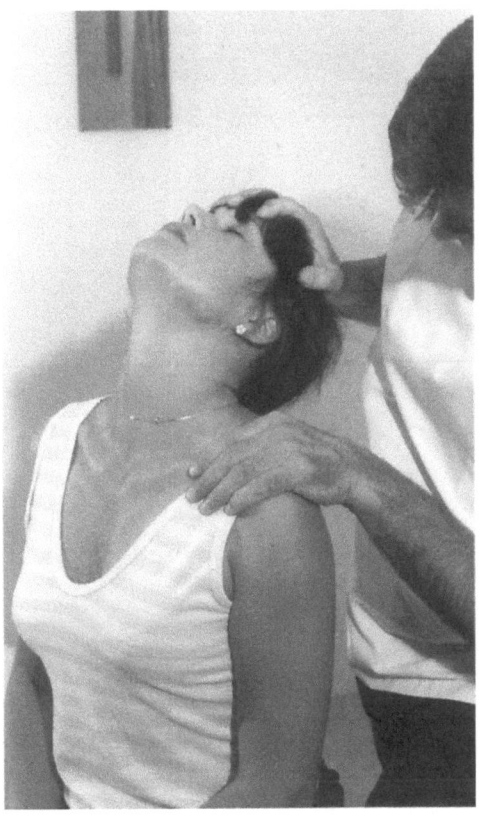

Abb. 5.2	**Untersuchung der Extension**

Patientenposition: Sitzend.

Therapeutenposition: Hinter dem Patienten stehend.

Handposition: Die rechte Hand des Therapeuten wird über den Scheitelbereich des Patienten gelegt. Die linke Hand des Therapeuten hält die linke Schulter des Patienten.

Bewegung: Der Patient wird gebeten, den Kopf zu extendieren, die Bewegung wird vom Therapeuten unterstützt.

Man bittet den Patienten, den Hals zu extendieren, und man achtet darauf, ob eine Abweichung im Bewegungsablauf und in der intersegmentalen Bewegung auftritt. Nimmt man erneut C4/C5 als Beispiel, so gleitet die untere Facette von C4 auf der oberen Facette von C5 nach unten.

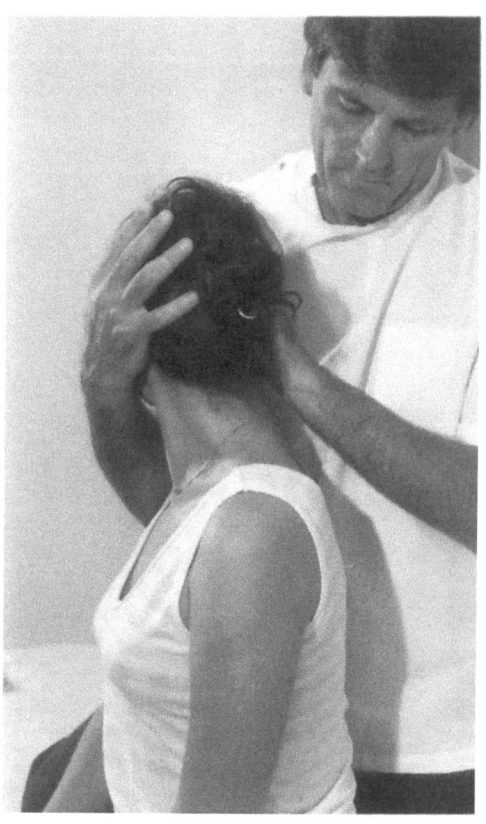

| Abb. 5.3 | **Untersuchung der Rechtsrotation** |

Patientenposition: Sitzend.

Therapeutenposition: An der rechten Seite des Patienten stehend, auf den Rücken des Patienten blickend.

Handposition: Die rechte Hand des Therapeuten wird um den linken Jochbeinbogen des Patienten gelegt, die Finger werden über der linken Temporalregion gespreizt. Die linke Hand des Therapeuten wird über die rechte Temporalregion gelegt.

Bewegung: Es wird eine aktive unterstützte Rechtsrotation durchgeführt. Der Patient wird gebeten, über die Schulter zu schauen. Die hinteren Gelenke und die Muskulatur müssen sorgfältig beobachtet werden, und man muß versuchen, möglichst jede Auffälligkeit im Bewegungsablauf herauszufinden. Bei der Rotation gleitet die rechte untere Facette von C4 in Relation zu der rechten oberen Facette von C5 nach unten. Die Gegenbewegung tritt an den linksseitigen Gelenken auf, wobei die untere Facette von C4 in Relation zu der oberen Gelenkfacette von C5 nach oben gleitet.

Mittlere und untere Halswirbelsäule und Brustwirbelsäule

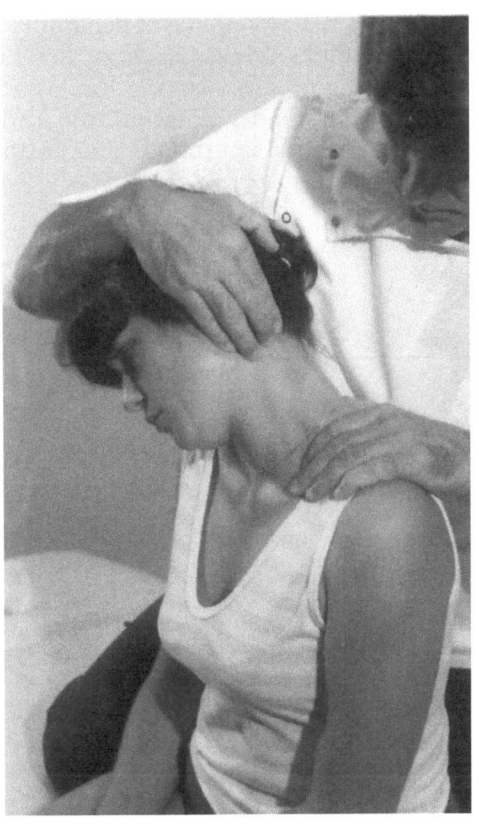

Abb. 5.4	**Untersuchung der Lateralflexion nach rechts**
Patientenposition:	Sitzend.
Therapeutenposition:	An der rechten Seite des Patienten stehend.
Handposition:	Der rechte Unterarm und die rechte Hand des Therapeuten werden so über den Kopf des Patienten gelegt, daß der Zeigefinger der rechten Hand unterhalb der Massa lateralis des Axis liegt. Die linke Hand des Therapeuten wird über die linke Fossa suprascapularis und über das linke Schlüsselbein gelegt.
Bewegung:	Die Lateralflexion nach rechts wird durchgeführt, indem man die Halswirbelsäule nach rechts bewegt und mit der linken Hand stabilisiert.
	Man bittet den Patienten, den Kopf zur Seite zu neigen. Übt man einen Überdruck aus, kann es nützlich sein, mit der rechten Hand die Bewegung auf das Niveau zu lokalisieren, das möglicherweise für die Symptome verantwortlich ist. Wie bei der Lateralflexion der Lendenwirbelsäule können die intersegmentalen Bewegungen beobachtet werden; dies gilt besonders

für den Vergleich der Bewegung, die in den hinteren Gelenken während der Lateralflexion nach links im Vergleich zu der Lateralflexion nach rechts auftritt. Die Bewegung, die sich in den Apophysealgelenken abspielt, ähnelt derjenigen während der Rotation: die ipsilateralen Gelenke „schliesen" sich, während sich die kontralateralen „öffnen".

Untersuchung von Kombinationsbewegungen

Mechanische Prinzipien

In der mittleren (C3–C5) Halswirbelsäule treten die Rotation und Lateralflexion gemeinsam auf. Höchstwahrscheinlich spielen sich diese Bewegungen in derselben Richtung ab. Die Lateralflexion nach rechts ist kombiniert mit der Rotation nach rechts (Stoddard 1969). Dies ist zumindest teilweise auf die Form der Gelenkoberflächen zurückzuführen, aber diese Bewegung wird auch durch die Weichteilstrukturen zwischen den knöchernen Gelenkverbindungen und den Strukturen zwischen den Foramina intervertebralia und dem Wirbelkanal beeinflußt. Verschiedene Bewegungen der Halswirbelsäule, z. B. Flexion mit Lateralflexion in eine Richtung und Rotation in dieselbe Richtung, können eine Dehnung oder Kompression der Intervertebralgelenke auf beiden Seiten verursachen.

Wird die Flexion in der Sagittalebene durchgeführt, gleiten die Gelenkoberflächen der Apophysealgelenke aufeinander, wobei die untere Gelenkfacette des oberen Wirbels auf der oberen Gelenkfacette des unteren Wirbels nach kranial gleitet, während sich gleichzeitig der Intervertebralraum vorne verengt und hinten aufdehnt. Die Rotation nach links und die Lateralflexion nach links bewirken eine Öffnung des Apophysealgelenks rechts. Die Bewegungen der Lateralflexion und Rotation führen zwar zu einer ähnlichen Aufwärtsbewegung der oberen auf der unteren Facette, sie sind aber dennoch nicht identische Bewegungen.

Man muß die Bewegungen der Halswirbelsäule in Relation zu den Facettengelenken sehen. Bei der Lateralflexion und Rotation nach rechts, beispielsweise des vierten (C4) auf dem fünften (C5) Halswirbel, gleitet die rechte untere Facette von C4 auf der rechten oberen Facette von C5 nach unten. Bei der Extension tritt eine ähnliche Bewegung auf der rechten Seite auf. Damit gibt es eine Ähnlichkeit hinsichtlich der Bewegungsrichtung des rechten Facettengelenks bei der Extension, der Lateralflexion nach rechts und der Rechtsrotation. Das Facettengelenk auf der Gegenseite bewegt sich bei jeder Bewegung nach oben (außer bei der Extension). Wegen der Kombination der Bewegungen, die in der Halswirbelsäule auftreten, muß die Untersuchung der Bewegungen des Patienten so ausgedehnt werden, daß sie diese Prinzipien berücksichtigt. Anders ausgedrückt gibt es Situationen, in denen es unangemessen ist, die Basisbewegungen Flexion, Extension, Lateralflexion und Rotation zu untersuchen; vielmehr müssen Bewegungen untersucht werden, die diese Basisbewegungen kombinieren. Die Symptome und Zeichen, die durch Untersuchung von Rotations- und Lateralflexionsbewegungen ausgelöst werden, während die Wirbelsäule in bezug auf andere Bewegungen in Neutralstellung gehalten wird, können sich von den Symptomen und Zeichen deutlich unterscheiden, die dann auftreten, wenn dieselben Bewegungen in Extension oder Flexion durchgeführt werden. Untersucht man die Bewegungen, während die Wirbelsäule in Flexion oder Extension gehalten wird, kann dies dazu führen, daß Symptome verstärkt oder reduziert werden oder daß sie sich sogar verändern, indem statt lokaler Schmerzen in der Wirbelsäule ausstrahlende Schmerzen hervorgerufen werden.

Der Bewegungsumfang, der möglich ist, wenn man Bewegungen aus der Neutralstellung heraus durchführt, unterscheidet sich von demjenigen, den man erreicht, wenn man Bewegungen in kombinierten Positionen durchführt. Beispielsweise kann der Umfang der Rotation oder Lateralflexion größer sein, wenn man die Bewegung in Neutralstellung prüft, als wenn die Rotation in vollständig gebeugter Position erfolgt. Es sind aber nicht nur unterschiedliche Bewegungsumfänge zu beobachten, es kommt ebenso zu einer viel größeren Dehnung oder Kompression der Strukturen auf beiden Seiten.

Mittlere und untere Halswirbelsäule und Brustwirbelsäule

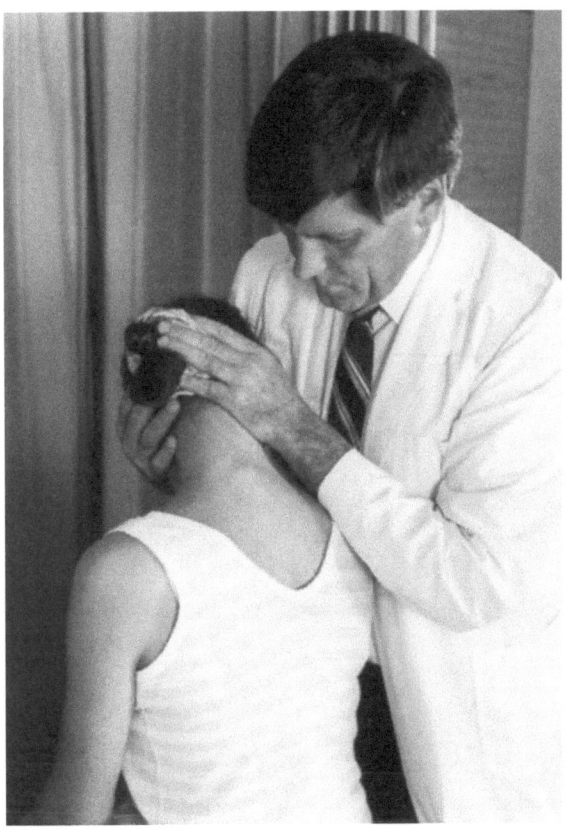

Abb. 5.5	**Untersuchung der Rechtsrotation in Flexion**

Patientenposition: Sitzend.
Therapeutenposition: Rechts und etwas hinter dem Patienten stehend.
Handposition: Wie bei der Rechtsrotation.
Bewegung: Aktiv unterstützte Flexion, dann Rechtsrotation.

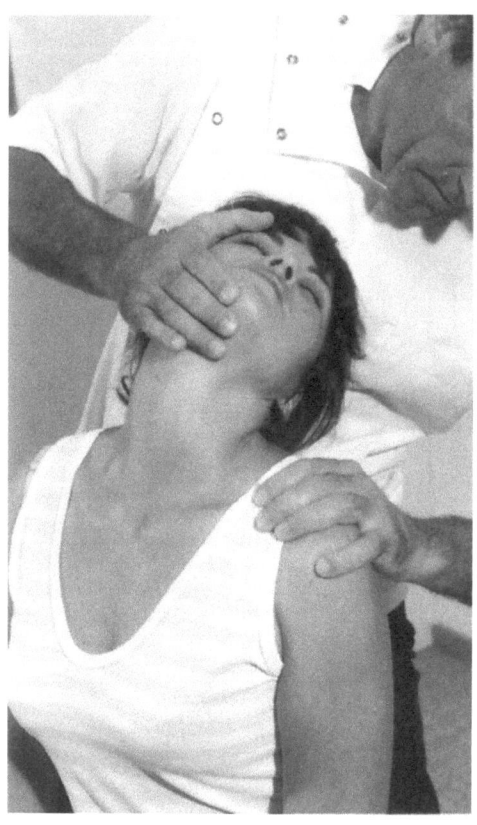

| Abb. 5.6 | **Untersuchung der Linksrotation in Extension** |

Patientenposition: Sitzend.

Therapeutenposition: Rechts und etwas hinter dem Patienten stehend.

Handposition: Die rechte Hand des Patienten wird so plaziert, daß die Finger unter dem Kinn des Patienten liegen. Die linke Hand liegt auf der linken Schulter des Patienten.

Bewegung: Aktiv unterstützte Extension, dann Linksrotation.

Mittlere und untere Halswirbelsäule und Brustwirbelsäule

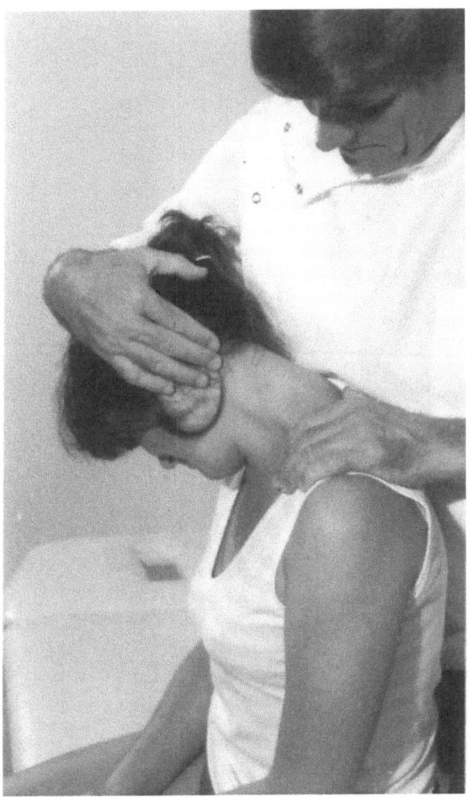

Abb. 5.7	**Untersuchung der Lateralflexion nach rechts in Flexion**

Patientenposition: Sitzend.
Therapeutenposition: Rechts und etwas hinter dem Patienten stehend.
Handposition: Die rechte Hand des Therapeuten liegt auf dem Scheitelbereich des Patienten, so daß die Finger das linke Ohr des Patienten bedecken. Die linke Hand befindet sich über der linken Fossa suprascapularis.
Bewegung: Aktiv unterstützte Flexion nach vorne, dann Lateralflexion nach rechts.

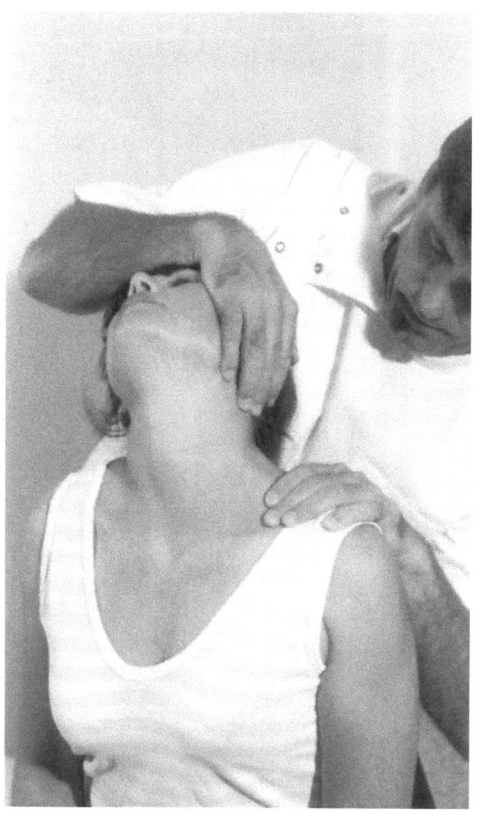

Abb. 5.8	**Untersuchung der Lateralflexion nach rechts in Extension**

Patientenposition: Sitzend.

Therapeutenposition: Hinter dem Patienten und etwas rechts von ihm stehend.

Handposition: Die rechte Hand des Therapeuten liegt über der Stirn des Patienten, so daß die Finger der rechten Hand bis zum Querfortsatz von C2 reichen. Die linke Hand wird auf die linke Schulter des Patienten gelegt.

Bewegung: Aktiv unterstützte Extension, dann Lateralflexion nach rechts.

Mittlere und untere Halswirbelsäule und Brustwirbelsäule

Physiologische Behandlungstechniken

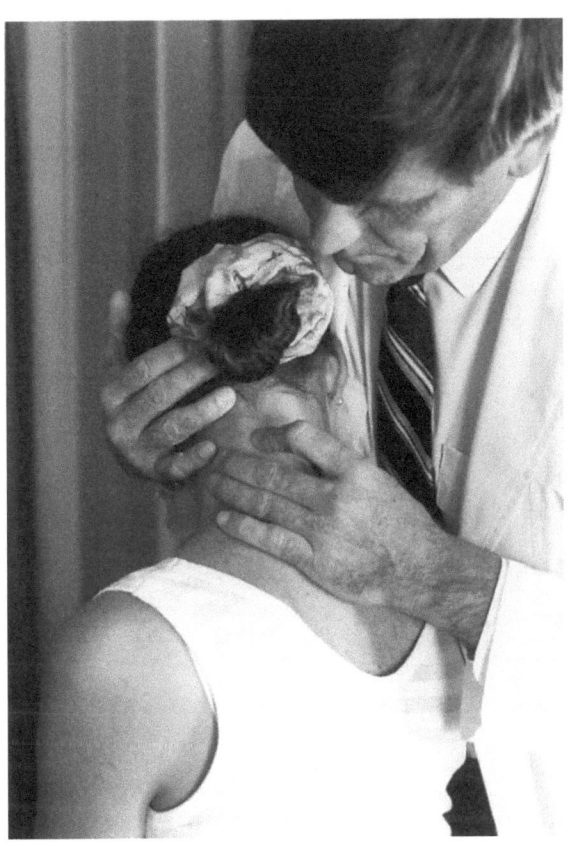

Abb. 5.9	**Rechtsrotation in Flexion**
Patientenposition:	Sitzend.
Therapeutenposition:	Rechts neben dem Patienten stehend.
Handposition:	Die rechte Hand des Therapeuten wird so plaziert, daß die Kuppe des rechten Kleinfingers über dem linken unteren Apophysealgelenk des oberen Wirbels liegt. Die linke Hand des Therapeuten wird so plaziert, daß die Kuppe des linken Zeigefingers über der linken Seite des Dornfortsatzes des unteren Wirbels liegt, der linke Mittelfinger über der linken oberen Facette des unteren Wirbels und der linke Daumen über der rechten oberen Facette des unteren Wirbels.
Bewegung:	Mit der rechten Hand des Therapeuten wird die Rotation nach rechts des linken Apophysealgelenks in Flexion durchgeführt, während die Fixation des unteren Wirbels mit der linken Hand aufrechterhalten wird.

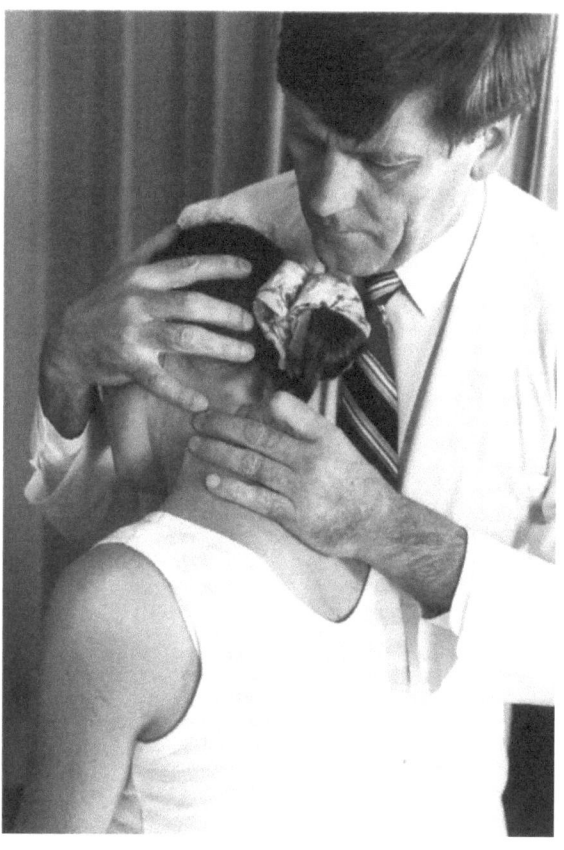

| Abb. 5.10 | **Lateralflexion nach rechts in Flexion** |

Patientenposition: Sitzend.

Therapeutenposition: Auf der rechten Seite des Patienten stehend.

Handposition: Wie bei der Rechtsrotation in Flexion.

Bewegung: Kopf und Hals werden mit der rechten Hand nach rechts lateral flektiert, während die Stabilisation des unteren Wirbels mit der linken Hand aufrechterhalten wird.

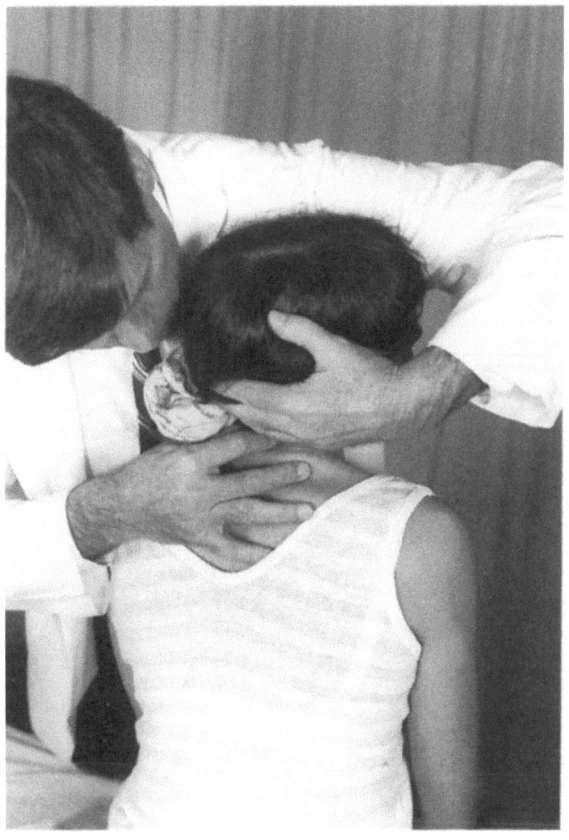

| Abb. 5.11 | **Rechtsrotation in Extension** |

Patientenposition: Sitzend.

Therapeutenposition: Auf der linken Seite des Patienten stehend.

Handposition: Die linke Hand des Therapeuten wird so plaziert, daß die Kuppe des linken Kleinfingers über der rechten unteren Facette des oberen Wirbels liegt. Die rechte Daumenkuppe des Therapeuten liegt über der linken Seite des Dornfortsatzes des unteren Wirbels.

Bewegung: Kopf und Hals werden in Extension nach rechts rotiert, während die Fixation des unteren Wirbels mit der rechten Hand aufrechterhalten wird.

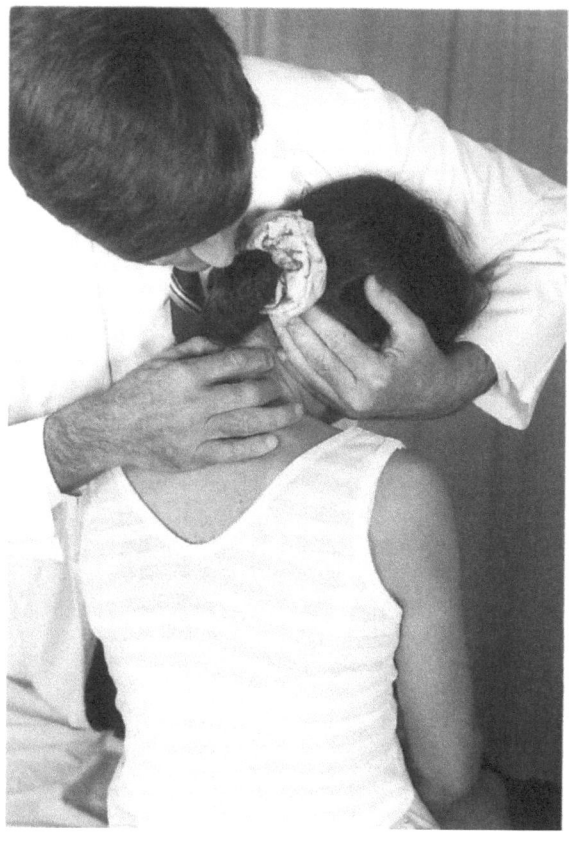

Abb. 5.12   **Rechtsrotation in Flexion – alternative Methode**

Patientenposition: Sitzend.

Therapeutenposition: Auf der linken Seite des Patienten stehend.

Handposition: Wie bei der Rechtsrotation in Extension.

Bewegung: Die linke Hand des Therapeuten führt die Rechtsrotation des Kopfes und Halses in Flexion durch, während die Fixation des unteren Wirbels mit der rechten Hand des Therapeuten aufrechterhalten wird.

Anwendung akzessorischer Bewegungen (Bestätigung durch Palpation)

Wie bei der oberen Halswirbelsäule können Zeichen, die bei physiologischen Bewegungen gefunden wurde, durch Palpation bestätigt werden. Wenn beispielsweise bei der Rechtsrotation ein Schmerz auf der rechten Seite der mittleren Halswirbelsäule auftritt, und dieser Schmerz bei der Rechtsrotation in Extension zunimmt, können diese Befunde bestätigt werden, indem man die Reaktionen auf eine anteriore und posteriore Palpation vergleicht. Geht man von diesem Beispiel aus und nimmt man an, daß zwischen C4 und C5 ein Gelenkproblem vorliegt, dann führt ein Druck auf der rechten Seite, der sich über dem anterioren Tuberkel von C4 nach kaudal richtet, zu einer Verschlimmerung der Symptome. Ein anteriorer Druck auf der rechten Seite, der sich nach kaudal über C5 richtet, bewirkt dagegen eine Linderung der Symptome. Ein Vergleich dieser Befunde mit denjenigen, die man bei der posterioren Palpation gefunden hat, ist nützlich. Eine posteriore Palpation, die sich nach kaudal über die rechte inferiore Gelenkverbindung von C4 richtet, führt zu einer Verschlechterung der Symptome, während ein posteriorer Druck, der sich nach kaudal über die rechte obere Gelenkverbindung von C5 richtet, die Symptome lindert.

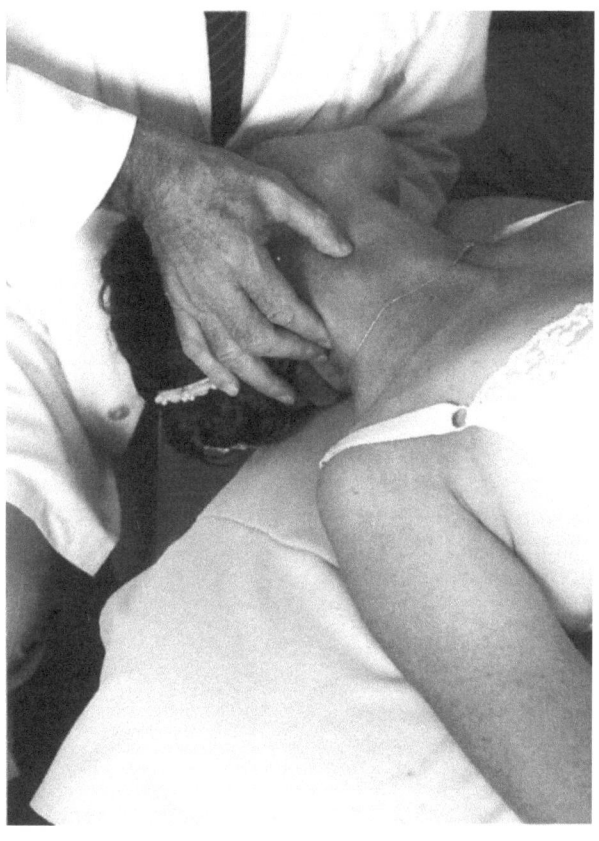

Abb. 5.13	**Anteriore Palpation rechts. Hals in Linksrotation und Extension**

Patientenposition: Rückenlage, Kopf in Extension und Linksrotation.

Therapeutenposition: Am Kopf des Patienten stehend.

Handposition: Die Hände des Therapeuten umfassen Kopf und Hals des Patienten. Der rechte Daumen des Therapeuten wird in dem zu untersuchenden Segment entweder anterior über die inferiore Gelenkverbindung des oberen Wirbels gelegt, oder anterior über die obere Gelenkverbindung des unteren Wirbels.

Bewegung: Anterior-posteriore Richtung.

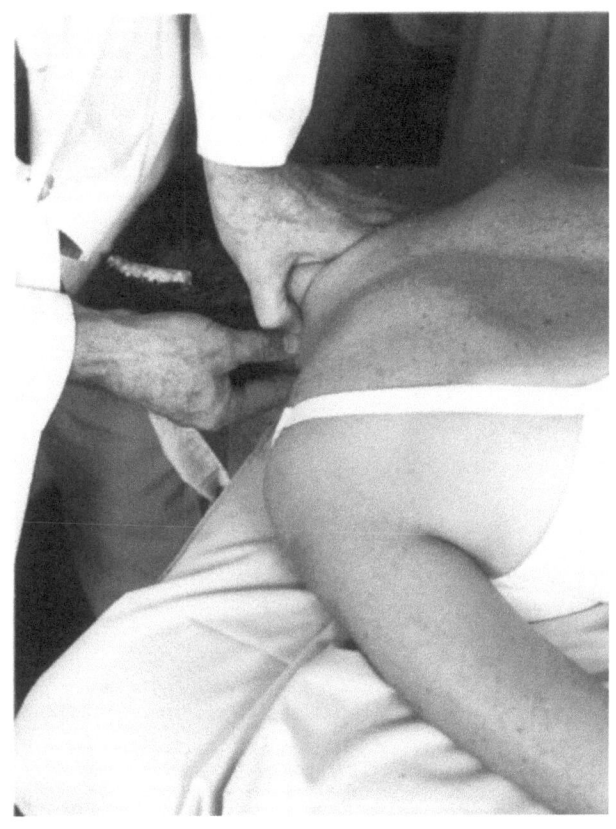

| Abb. 5.14 | **Posteriore Palpation links. Hals in Flexion und Rechtsrotation** |

Patientenposition: Bauchlage, Kopf gebeugt und nach rechts rotiert.

Therapeutenposition: Am Kopf des Patienten stehend.

Handposition: Die Hände des Therapeuten werden so plaziert, daß die Daumen über der linken posterioren Gelenkverbindung der inferioren Gelenkverbindung des oberen Wirbels liegen, oder über der oberen Gelenkverbindung des unteren Wirbels.

Bewegung: Posterior-anteriore Richtung.

Akzessorische Bewegungen in Höhe C6-Th1

Die Untersuchung und Technik sind in diesem Bereich die gleichen wie an der mittleren Halswirbelsäule, außer daß die Untersuchung der ersten Rippe dazugehört.

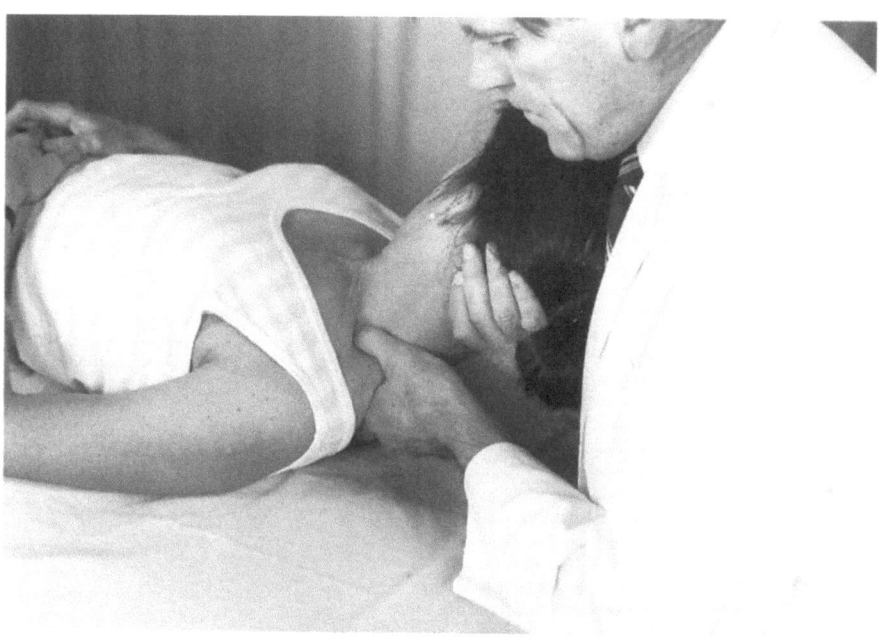

Abb. 5.15	**Nach kaudal gerichteter Druck auf die erste Rippe links. Untere Halswirbelsäule in Flexion und Rechtsrotation**
Patientenposition:	Rückenlage.
Therapeutenposition:	Am Kopf des Patienten stehend.
Handposition:	Die rechte Hand des Therapeuten hält den Kopf des Patienten, wobei Kopf und Hals unterhalb von C2 gefaßt werden. Dann wird die untere Halswirbelsäule gebeugt und nach rechts rotiert. Der linke Daumen des Therapeuten liegt über der ersten Rippe links des Patienten.
Bewegung:	Mit dem linken Daumen bewegt der Therapeut die erste Rippe des Patienten nach kaudal.

Brustwirbelsäule

Die für die mittlere und untere Halswirbelsäule beschriebenen Grundsätze gelten auch für die Brustwirbelsäule. Die zugehörigen Rippen müssen bei den mobilisierenden Maßnahmen mitberücksichtigt werden.

Als allgemeines Prinzip bei fixierter Rippe gilt, daß die Mobilisierung durch Rotation der dazugehörigen Wirbel nach derselben Seite die Wirkung der Fixation auf dieser Seite erhöht.

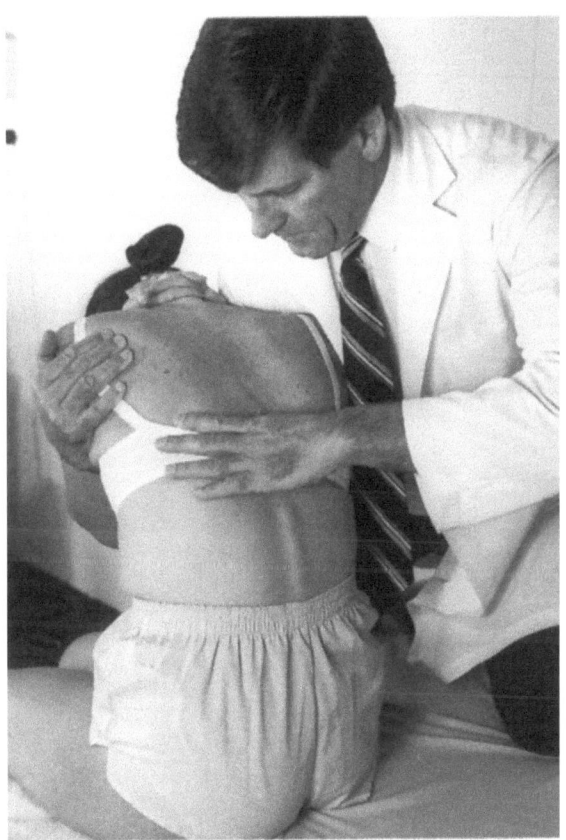

Abb. 5.16	**Rechtsrotation in Flexion**
Patientenposition:	Sitzend, Hände im Nacken gefaltet.
Therapeutenposition:	Auf der rechten Seite des Patienten stehend.
Handposition:	Der rechte Arm des Therapeuten wird durch die gebeugten Arme des Patienten geschoben, so daß sich die rechte Schulter des Patienten in der rechten Axilla des Therapeuten befindet. Die rechte Hand des Therapeuten ergreift die linke Schulter des Patienten. Die linke Hand des Therapeuten

	wird so plaziert, daß die linke Daumenkuppe über der linken Seite des Dornfortsatzes des unteren Wirbels liegt. Der rechte Zeigefinger fixiert die angrenzende Rippe.
Bewegung:	Mit dem rechten Arm und der rechten Hand wird die Rechtsrotation in Flexion durchgeführt, während die Flexion mit der linken Hand aufrechterhalten wird.

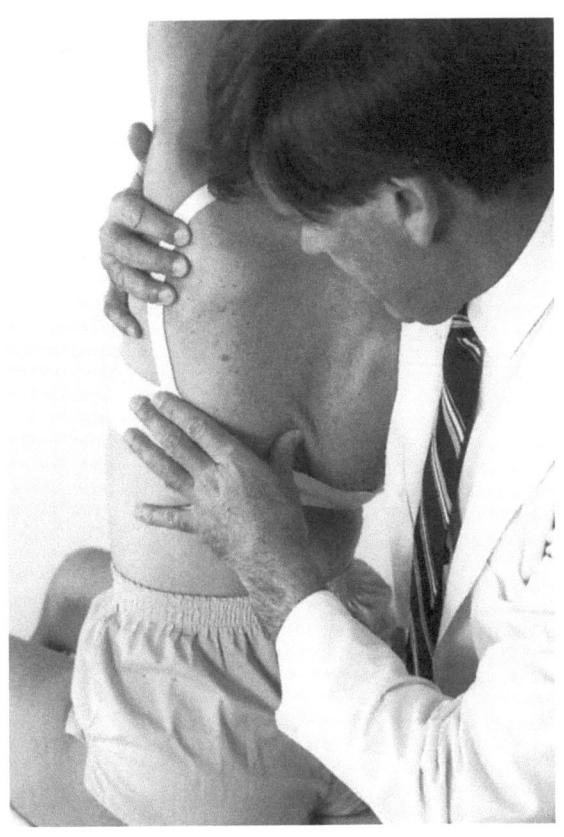

| Abb. 5.17 | **Rechtsrotation in Extension** |

Patientenposition: Sitzend.

Therapeutenposition: An der rechten Seite des Patienten stehend.

Handposition: Wie bei der Rechtsrotation in Flexion.

Bewegung: Mit dem rechten Arm und der rechten Hand des Therapeuten wird die Rechtsrotation in Extension durchgeführt, während die linke Hand des Therapeuten und der Zeigefinger die Extension aufrechterhalten.

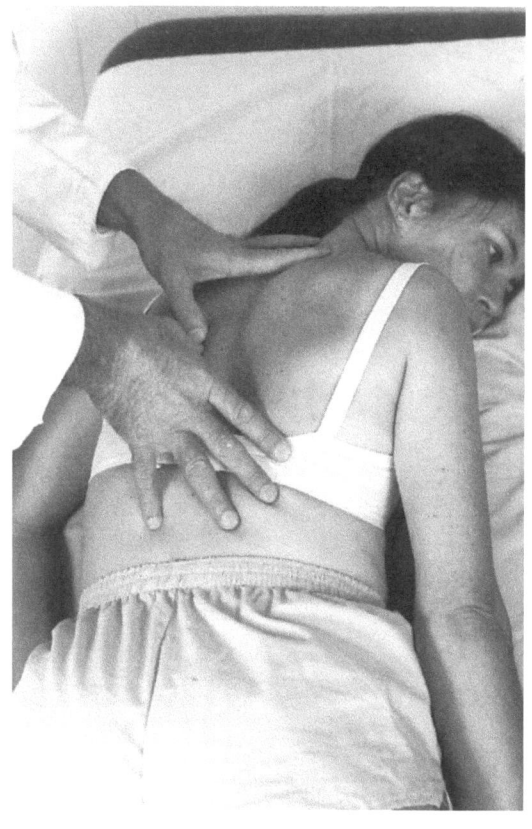

Abb. 5.18	**Unilateraler Druck links. Brustwirbelsäule in Flexion und Rechtsrotation**

Patientenposition: Wie bei Flexion und Rechtsrotation.

Therapeutenposition: Stehend.

Handposition: Die Daumen des Therapeuten werden nach vorne über dem linken Querfortsatz des zu mobilisierenden Wirbels plaziert.

Bewegung: Posterior-anteriore Bewegung über dem linken Querfortsatz.

Literatur

Stoddard, A. (1969) Manual of osteopathic practice. Hutchinson, London

6. Bewegungsmuster

Die Bewegungen der Wirbelsäule sind komplex und bisher noch nicht voll erfaßt. Die Gelenkverbindungen sind so beschaffen, daß bei der Bewegung eines Wirbelsäulensegments drei verschiedene Gelenke beteiligt sind: die beiden kleinen Wirbelgelenke und die Bandscheibe. In der Halswirbelsäule spielen auch die Luschka-Unkovertebralgelenke eine Rolle, während im Bereich der Brustwirbelsäule die Bewegungen durch die Rippenwirbelgelenke noch komplizierter werden. Für den Umfang und die Art der im jeweiligen Segment möglichen Bewegung spielen nicht nur die Form der Gelenkverbindung eine Rolle, sondern auch die Weichteilstrukturen zwischen den knöchernen Gelenkverbindungen und die Strukturen innerhalb der Foramina intervertebralia und im Wirbelkanal.

Die Bewegungen der Wirbelsäule treten nicht isoliert, sondern eher kombiniert auf. Einige Aspekte dieser Tatsache wurden bereits untersucht (Farfan 1975, Loebl 1973, Rolander 1966, Stoddard 1969). Andere Autoren fanden heraus, daß sich die Wirbelsäule um die Achse nach links drehte, wenn sich die Versuchsperson nach links beugte, und nach rechts, wenn sich die Versuchsperson nach rechts beugte. Sie fanden dies zwar in einem Fall so, dennoch traf das Gegenteil zu. Stoddard (1969) stellt fest, daß die Richtung der Rotation während der Lateralflexion in der Lenden- und Brustwirbelsäule sich ändert, und zwar in Abhängigkeit davon, ob die Lateralflexion durchgeführt wird, während die gesamte Wirbelsäule flektiert oder extendiert ist. Er ist der Ansicht, daß die Rotation in die Richtung der Lateralflexion erfolgt, wenn die Lateralflexion in Flexion durchgeführt wird, daß sie aber in die Gegenrichtung erfolgt, wenn die Bewegung in Extension durchgeführt wird (Stoddard 1969).

Über die Richtung der Rotation in der Halswirbelsäule (C2–C7) scheint es wenig Kontroversen zu geben. Dies wurde von einer Reihe von Autoren untersucht (Kapandji 1974, Lysell 1969, Mesdagh 1976, Parke 1975, Penning 1978). Die Rotation scheint in dieselbe Richtung zu erfolgen, und zwar unabhängig davon, ob die Lateralflexion in Flexion oder Extension durchgeführt wird. Die bisher vorliegenden Untersuchungen scheinen zu zeigen, daß die Kombination der Lateralflexion und Rotation aufgrund der Wirkung der kleinen Wirbelgelenke und der Bandscheibe immer in dieselbe Richtung ablaufen. Wie bereits erwähnt, spielt jedoch die Beteiligung der Weichteile, der Muskeln, Bänder und Strukturen innerhalb des Wirbelkanals und der Foramina eine Rolle dabei, welche Art der Bewegung im jeweiligen Segment möglich ist.

Da in der Wirbelsäule eine Kombination von Bewegungen auftritt, kann die Untersuchung der Bewegungen des Patienten diese Prinzipien mitberücksichtigen, manchmal ist dies sogar unabdingbar. Anders ausgedrückt gibt es Situationen, in denen es nicht ausreicht, die Basisbewegungen Flexion, Extension, Lateralflexion und Rotation zu untersuchen; in diesen Situationen müssen andere Bewegungen mitberücksichtigt werden, die diese Basisbewegungen miteinander kombinieren.

Die Symptome und Zeichen, die hervorgerufen werden, wenn man die Rotation oder Seitneigung untersucht, während die Wirbelsäule in bezug auf andere Bewegungen in Neutralstellung gehalten wird, können sich deutlich von den Symptomen und Zeichen unterscheiden, die man beobachtet, wenn dieselben Bewegungen bei flektierter oder extendierter Wirbelsäule durchgeführt werden. Untersucht man die Bewegungen, während die Wirbelsäule in Flexion oder Extension gehalten wird, kann dies dazu führen, daß sich Symptome verschlimmern oder daß sie nachlassen oder daß die Symptome sich ändern und es statt zu einem lokalen Schmerz in der Wirbelsäule zu einem ausstrahlenden Schmerz kommt.

Untersuchung der Rotation und Lateralflexion

Die Untersuchung von Dreh- und Seitneigungsbewegungen in unterschiedlichen Flexions- und Extensionsstellungen hilft dabei, die Art des vorliegenden Bewegungsmusters festzustellen. Kombiniert man Bewegungen, gibt dies Hinweise darauf, wie sich Zeichen und Symptome verändern, wenn dieselbe Bewegung in Flexion und Extension durchgeführt wird. So ist beispielsweise die Flexions- oder Extensionsstellung, die bei der Untersuchung vorliegt, ausschlaggebend dafür, in welchem Umfang eine Rotation zwischen C2 und C3 möglich ist. Ebenso kann sich in der Lendenwirbelsäule der Umfang der Lateralflexion verändern, je nachdem, in welcher Flexions- oder Extensionsstellung die Bewegung durchgeführt wird. Aufgrund der geschilderten Tatsachen können sich die Symptome, die bei der Untersuchung der Rotation in der Halswirbelsäule und der Lateralflexion in der Lendenwirbelsäule hervorgerufen werden, deutlich unterscheiden, und zwar in Abhängigkeit davon, ob die Bewegung in einer gewissen Flexions- oder Extensionsstellung durchgeführt wird.

Dasselbe Prinzip gilt natürlich auch für andere Bewegungskombinationen. Die Linksrotation beispielsweise der Halswirbelsäule kann zu einem Schmerz in der linken Fossa suprascapularis führen, wenn die Rotation in Neutralposition erfolgt. Dieser Schmerz kann sich jedoch verschlimmern, wenn dieselbe Bewegung in Extension durchgeführt wird, und er kann nachlassen, wenn sie in Flexion erfolgt. Im Bereich der Lendenwirbelsäule kann die Lateralflexion nach links zu Schmerzen im linken Gesäß führen, wenn die Bewegung in Neutralstellung durchgeführt wird; der Schmerz kann sich jedoch verschlimmern, wenn die Bewegung in Extension erfolgt, und er kann nachlassen, wenn in Flexion untersucht wird.

Die oben beschriebenen Bewegungen beinhalten die Kombination zweier Bewegungen. Es können aber auch drei Bewegungen kombiniert werden. So kann beispielsweise die Lateralflexion und Rotation entweder in Flexion oder in Extension durchgeführt werden. Diese Bewegungen können in jedem Wirbelsäulenabschnitt erfolgen. Es ist auch unerläßlich, sich klar zu machen, daß die Folge, in der die Bewegungen durchgeführt werden, variiert werden und dann zu verschiedenen Reaktionen der Symptomatik führen kann. Dies liegt daran, daß die zuerst durchgeführte Bewegung den verfügbaren Umfang der zweiten Bewegung reduzieren kann;

offensichtlich wird der Umfang der dritten Bewegung sogar noch stärker eingeschränkt. Wendet man diese Kombination bei der Untersuchung an, muß man darauf achten, daß jede Stellung eingehalten wird, während man die nächste Bewegung durchführt. Eine Vorstellung von den möglichen Variationen der Sequenz kann vielleicht folgendes Beispiel einer Lateralflexion und Rotation nach links der Halswirbelsäule geben.

1. Zuerst Flexion, dann Lateralflexion nach links und schließlich Rotation nach links.
2. Flexion zuerst, dann Rotation nach links und zuletzt Lateralflexion nach links.
3. Lateralflexion nach links zuerst, dann Flexion und schließlich Rotation nach links.
4. Lateralflexion nach links zuerst, Rotation nach links als zweite Bewegung und Flexion zum Schluß.
5. Zuerst Rotation nach links, dann Flexion und zuletzt Lateralflexion nach links.
6. Rotation nach links zuerst, dann Lateralflexion nach links und schließlich Rotation nach links.

Verschiedene Bewegungen der Wirbelsäule – diejenigen in Flexion und Lateralflexion in einer Richtung und in Rotation in einer Richtung – können ähnliche Dehnungs- oder Kompressionsbewegungen auf der Seite des Intervertebralgelenks verursachen. Wird die Flexion in der Sagittalebene durchgeführt, gleiten die Gelenkflächen der kleinen Wirbelgelenke aufeinander, wobei sich die unteren Gelenkfacetten der oberen Wirbel auf den oberen Facetten der unteren Wirbel nach kranial bewegen. Gleichzeitig verengt sich der Zwischenwirbelraum anterior, während er sich posterior aufdehnt. Dies führt zu einer Öffnungsbewegung, die sich in ähnlicher Weise auf der rechten Seite des Intervertebralgelenks abspielt. Man muß sich aber klar machen, daß die Bewegung sich insofern ähnelt, als es sich um eine Öffnungsbewegung auf der rechten Seite handelt, es ist aber keineswegs eine *identische* Bewegung.

Kombiniert man Bewegungen bei der Untersuchung, kann es damit zu verstärkten oder verminderten Kompressions- oder Dehnwirkungen auf ein bestimmtes Intervertebralsegment kommen. Dies führt zu erkennbaren Mustern bei Patienten mit mechanischen Bewegungsstörungen. Es sind dies:

1. regelmäßige und
2. unregelmäßige Bewegungsmuster.

Regelmäßige Muster

Hierbei handelt es sich um Muster, bei denen ähnliche Bewegungen im Intervertebralgelenk zu denselben Symptomen führen, und zwar jedes Mal, wenn die Bewegungen durchgeführt werden. Die Symptome können sich jedoch in der Qualität oder Ausprägung unterscheiden.

Regelmäßige Muster können weiter in *Kompressions-* oder *Dehnungsmuster* unterteilt werden. Wenn die Symptome des Patienten auf der Seite hervorgerufen werden, auf die sich die Bewegung richtet, handelt es sich um ein Kompressionsmuster, d. h. die komprimierenden Bewegungen rufen die Symptome hervor. Liegen die Symptome auf der der Bewegungsrichtung entgegengesetzten Seite vor, kann das Muster als Dehnungsmuster betrachtet werden. Im folgenden werden Beispiele regelmäßiger Kompressionsmuster gegeben.

1. Rechtsrotation der Halswirbelsäule führt zu einem Schmerz im rechten Supraskapularbereich. Dieser Schmerz nimmt zu, wenn dieselbe Bewegung in Extension durchgeführt wird, er wird gelindert, wenn die Bewegung in Flexion erfolgt.
2. Die Extension der Halswirbelsäule ruft einen Schmerz in der rechten Supraskapulargegend hervor. Dieser verschlimmert sich, wenn zusätzlich zu der Extension eine Rechtsrotation erfolgt, er nimmt noch mehr zu, wenn eine Lateralflexion nach rechts hinzukommt.
3. Die Lateralflexion nach rechts in der Lendenwirbelsäule führt zu einem Schmerz im rechten Gesäß. Dieser verschlimmert sich, wenn die Bewegung in Extension durchgeführt wird, er läßt nach, wenn sie in Flexion erfolgt.

Im folgenden handelt es sich um Beispiele regelmäßiger Dehnungsmuster.

1. Lateralflexion nach rechts in der Halswirbelsäule führt zu einem Schmerz in der linken Supraskapularregion. Dieser verschärft sich, wenn dieselbe Bewegung in Flexion durchgeführt wird, er läßt nach, wenn die Bewegung in Extension erfolgt.
2. Die Flexion der Halswirbelsäule ruft einen Schmerz links supraskapular hervor. Dieser Schmerz verschlimmert sich, wenn eine Lateralflexion nach rechts hinzukommt, und er wird noch stärker, wenn eine Rechtsrotation erfolgt.
3. Die Lateralflexion nach rechts in der Lendenwirbelsäule führt zu einem Schmerz im linken Gesäß. Dieser verschlimmert sich, wenn die Lateralflexion nach rechts in Flexion durchgeführt wird, er läßt nach, wenn die Lateralflexion nach rechts in Extension erfolgt.

Man darf nicht davon ausgehen, daß die oben gegebene einfache Erklärung unbedingt für jede Situation gilt. Die Biomechanik der Wirbelsäulenbewegung ist komplex und noch nicht vollständig erforscht. Einflüsse wie Änderungen der momentanen Rotationsachsen komplizieren die Situation. Die Erklärung, die in dieser Diskussion vermittelt wird, bezieht sich auf einfache physiologische Bewegungsmuster und auf die Muster, die in Verbindung mit akzessorischen Bewegungen auftreten. Hierzu zählen beispielsweise Schmerzen und Bewegungseinschränkungen bei der Extension der unteren Halswirbelsäule, denen eine ähnliche Einschränkung bei posterioranteriorem Druck über dem Dornfortsatz von C5 entspricht.

Unregelmäßige Muster

Alle Muster, die nach der oben gegebenen Definition nicht regelmäßig sind, gehören zur Kategorie der unregelmäßigen Muster. Bei den unregelmäßigen Mustern gibt es nicht dieselbe Konsistenz der Symptome, wie sie oben beschrieben wurde, und Dehnungs- und Kompressionsbewegungen folgen keinem erkennbaren Muster. Es scheint keine regelmäßige Beziehung zwischen den Untersuchungsbefunden, die bei der Untersuchung mit kombinierten Bewegungen erhoben wurden, und den komprimierenden oder dehnenden Komponenten der Bewegungen zu geben. Es gibt eher eine offensichtlich zufällige Reproduktion von Symptomen trotz der Kombination von Bewegungen, die ähnliche dehnende und komprimierende Wirkungen auf die Strukturen auf beiden Seiten der Wirbelsäule haben.

Im folgenden werden Beispiele unregelmäßiger Bewegungsmuster beschrieben.

1. Die Rechtsrotation der Halswirbelsäule führt zu Schmerzen im Bereich oberhalb des rechten Schulterblatts (eine komprimierende Untersuchungsbewegung). Dieser Schmerz verschlimmert sich, wenn die Rechtsrotation in Flexion durchgeführt wird (eine Dehnbewegung), und er läßt nach, wenn die Bewegung in Extension durchgeführt wird (eine komprimierende Bewegung).
2. Die Extension der Lendenwirbelsäule verschlimmert die Schmerzen im rechten Gesäß. Wenn die Lateralflexion nach rechts mit dieser Bewegung kombiniert wird, nimmt der Schmerz ab, aber wenn die Lateralflexion nach links mit der Extension kombiniert wird, nimmt der Schmerz zu.

Es gibt viele Beispiele unregelmäßiger Muster, und die Kombinationen der Bewegungen ergeben häufig, daß der Störung mehr als eine Komponente zugrunde liegt. So können z. B. das kleine Wirbelgelenk, das Gelenk zwischen den Wirbelkörpern und die Strukturen des Wirbelkanals und der Foramina intervertebralia zu den Symptomen beitragen. Im allgemeinen haben traumatische Schädigungen, z. B. ein Schleudertrauma und andere traumatische Schmerzursachen kein regelmäßiges Bewegungsmuster.

Nichttraumatische Schädigungen des kleinen Wirbelgelenks und des Gelenks zwischen den Wirbelkörpern zeigen dagegen eher regelmäßige Bewegungsmuster.

Literatur

Farfan, H.F. (1975) Muscular mechanism of the lumbar spine and the position of power and efficiency. Orthopaedic Clinics of North America 6(1): 135–144

Kapandji, A.I. (1974) Trunk and vertebral column. In: The physiology of the joints Bd. 3, 2. Aufl. Churchill Livingstone, London

Loebl, W.Y. (1973) Regional rotation of the spine. Rheumatology and rehabilitation 12: 223

Lysell, E. (1969) Motion of the cervical spine. Acta Orthopaedica Scandinavica Supp. Nr. 123

Mesdagh, H. (1976) Morphological aspects and biochemical properties of the vertebroaxial joint (C2–3). Acta Morphologica Neerlando-Scandinavica

Parke, W.A. (1975) Applied anatomy of the spine. In: The spine Bd. 1. Saunders, Philadelphia, S. 19–47

Penning, L. (1978) Normal movements of the cervical spine. American Journal of Roentgenology 130: 317–326

Rolander, S.D. (1966) Motion of the lumbar spine with special reference to the stabilizating effect of posterior fusion. Acta Orthopaedica Scandinavica, Supp. Nr. 90

Stoddard, A. (1969) Manual of osteopathic practice. Hutchinson, London

7. Wahl der Technik

Die Wahl der manuellen Behandlungstechnik bleibt eines der schwierigsten Gebiete der Behandlung mit passiven Bewegungen. Andere Autoren (Grieve 1988, Maitland 1986) haben dieses Problem angesprochen. Ihre Methode basiert auf der genauen Beurteilung des Bewegungsumfangs, des Spasmus und der Verteilung der Symptome. Die Wahl hängt auch vom wertvollen Konzept der gestuften Bewegungen ab.

Obwohl man bei der Anwendung von Kombinationsbewegungen die oben beschriebenen Punkte beachten muß, so ist doch die *Position* des Gelenks das Hauptmerkmal, da die „Stufe" immer gegen Ende des verfügbaren Bewegungsumfangs auftritt. D. h., das Gelenk ist in einer Position, die bei der Untersuchung der Bewegungen entweder zu einer Zu- oder Abnahme der Symptome führt, über die der Patient klagt. Die Wahl der Position hängt davon ab, zu welcher Kategorie der Patient gehört; dies wird später in diesem Kapitel besprochen. Die Progression der Technik hängt eng mit der Änderung der Position des Gelenks in die Position zusammen, die die Symptome des Patienten verschärft, wobei die Stufe der Bewegungstechnik eher beibehalten wird.

Die Untersuchung wird anfangs in der Neutralstellung durchgeführt, und dabei wird die *primäre Bewegung* bestimmt. Dabei handelt es sich um die Bewegung, die am deutlichsten die Symptome hervorruft, über die der Patient klagt. Die primäre Bewegung wird dann mit den anderen Bewegungen der Untersuchung kombiniert. Wenn z. B. die Flexion die primäre Bewegung darstellt, wird diese mit der Lateralflexion und mit der Rotation kombiniert. Die primäre Bewegung muß zu Beginn und am Schluß der Kombination durchgeführt werden. Wenn also die Flexion die primäre Bewegung darstellt, kann die Lateralflexion in Flexion, und dann die Flexion in Lateralflexion durchgeführt werden. Damit kann die *primäre Kombination* festgestellt werden. Die primäre Bewegung (primar movement, PM) und die primäre Kombination (primary combination, PC) können bildlich in einem Kastendiagramm dargestellt werden.

Mit Hilfe dieses einfachen Diagramms können Bewegungen in allen Richtungen gezeigt werden. Wichtig ist, daß das Diagramm so gezeichnet ist, als stehe der behandelnde Therapeut hinter dem Patienten, und daß sich die Quadranten A, B und C, D einfach auf die vorderen beziehungsweise hinteren Körperteile beziehen. A entspricht beispielsweise links vorne und D rechts hinten.

Die Richtung der Bewegungskombination, die primäre Bewegung, die primäre Kombination, der ungefähre Bewegungsumfang und die Richtung der Behandlungstechnik können in diesem Diagramm festgehalten werden, ebenso der Quadrant, in dem die Symptome auftreten.

Flexion, Extension, Lateralflexion nach rechts und Lateralflexion nach links, die in einer Ebene durchgeführt werden, werden durch die gekreuzten Linien WX und YZ repräsentiert.

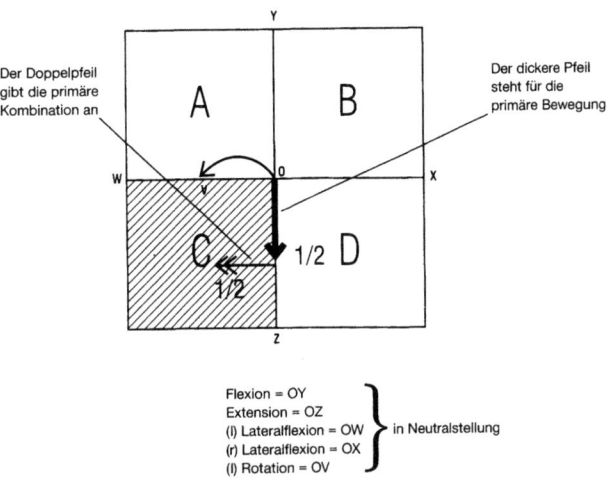

Kastendiagramm 1 (oben): Schmerzen im Gesäß links posterior

Die primäre Bewegung in Neutralstellung wird durch einen dickeren Strich und einen einfachen Pfeil angegeben, die primäre Kombination mit einem Doppelpfeil und der Bewegungsumfang durch eine vertikale oder horizontale Linie, die die Linien YZ oder WX schneidet.

Dieses Diagramm ist ein Versuch, eine komplizierte biomechanische Bewegung zu vereinfachen. So ist der Bewegungsumfang der normalen Flexion in z.B. Lateralflexion nach links natürlich geringer als der normale Bewegungsumfang der Flexion, die in Neutralstellung bei einem Patienten ohne Symptome durchgeführt wird. Die hier beschriebene Beurteilung wird relativ zu der auf der Gegenseite durchführbaren Bewegung angegeben. Im Kastendiagramm 1 beträgt der Umfang der Extension die Hälfte des normalen Bewegungsumfangs. Die Lateralflexion nach links, die in Extension durchgeführt wird, beträgt die Hälfte der Lateralflexion nach rechts, die in Extension geprüft wird.

Es kann Situationen geben, in denen die Symptome beidseits auftreten oder anterior und posterior. In diesem Fall wird mehr als ein Quadrant schraffiert und dasselbe Prinzip in bezug auf die Beschreibung der Bewegung angewandt. Alternativ kann man auch mehr als ein Diagramm pro Patient verwenden. Der Quadrant, in dem Symptome auftreten, wird mit schrägen Linien schraffiert.

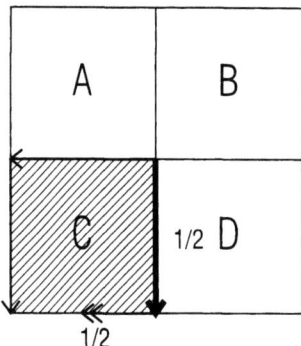

Kastendiagramm 2: regelmäßiges Kompressionsmuster, Schmerzen im Gesäß links posterior

In diesem Fall treten die Symptome im Quadranten C auf. Die Extension ist die primäre Bewegung, jedoch in vollem Umfang möglich. Die Symptome verschlimmern sich bei Extension in Lateralflexion nach links und bei Lateralflexion nach links in Extension. Der Doppelpfeil gibt jedoch die primäre Kombination an, d.h. Lateralflexion nach links in Extension, die Bewegung ist auf die Hälfte des normalen Umfangs reduziert (im Vergleich zur Gegenseite). Wenn die Extension die primäre Bewegung ist, wird bei der Untersuchung die Extension zuerst durchgeführt, also vor der Lateralflexion nach links. Sie wird dann noch einmal am Schluß nach der Lateralflexion nach links geprüft. Man beurteilt, welche Kombination die schwersten Symptome hervorruft. In diesem Fall ist die Lateralflexion nach links in Extension die primäre Kombination, sie wird mit einem Doppelpfeil angegeben. Ein ähnliches Prinzip wird bei einem regelmäßigen Dehnungsmuster verwendet.

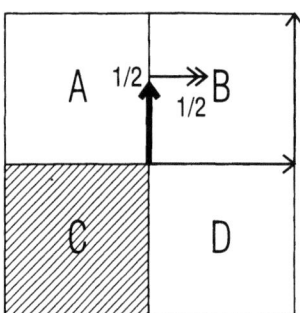

Kastendiagramm 3: regelmäßiges Dehnungsmuster, Schmerzen im Gesäß links posterior

In diesem Fall ist die Flexion die primäre Bewegung. Sie ist auf die Hälfte des Normalumfangs begrenzt, und die Symptome treten im Quadranten C auf. Die Symptome verschlimmern sich bei einer Kombination der Lateralflexion nach rechts in Flexion, und bei Flexion in Lateralflexion nach rechts. Die primäre Kombination ist jedoch die Lateralflexion nach rechts in Flexion – angezeigt durch den Doppelpfeil. Sie ist auf die Hälfte des normalen Umfangs reduziert. Wenn die Rotation die primäre Bewegung darstellt, wird dasselbe Prinzip bei der Halswirbelsäule häufig verwendet; es wird jedoch ein gebogener Pfeil gezeichnet, um die Richtung der Rotation anzugeben.

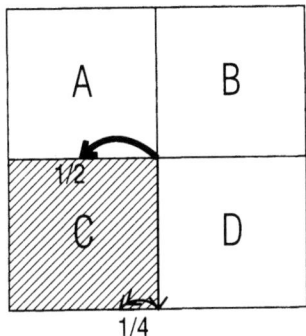

Kastendiagramm 4: regelmäßiges Kompressionsmuster, Schmerzen in der linken Fossa suprascapularis

In diesem Diagramm ist die Rotation nach links die primäre Bewegung, sie ist auf die Hälfte des normalen Umfangs reduziert. Die Symptome treten im Quadranten C auf. Die Linksrotation in Extension ist die primäre Kombination, sie ist auf ein Viertel des normalen Umfangs eingeschränkt.

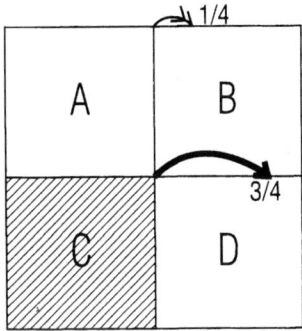

Kastendiagramm 5: regelmäßiges Dehnungsmuster, Schmerzen in der linken Fossa suprascapularis

C ist der Quadrant, in dem die Symptome auftreten, und die Rotation nach rechts ist die primäre Bewegung, die auf drei Viertel des normalen Umfangs eingeschränkt ist. Die Rotation nach rechts in Flexion ist die auf ein Viertel des normalen Umfangs eingeschränkte primäre Kombination.

Wenn akzessorische Bewegungen angewendet werden, ist die Notation dieselbe, aber die Richtung des Doppelpfeils ist nach außen plaziert.

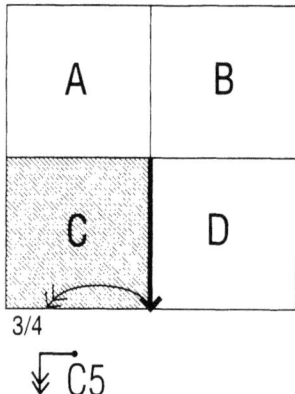

Kastendiagramm 6: regelmäßiges Kompressionsmuster, Schmerzen in der linken Fossa suprascapularis

Dieses Diagramm gibt an, daß die Extension die primäre, in vollem Umfang durchführbare Bewegung ist. Die Linksrotation, die in Extension auf drei Viertel limitiert ist, stellt die primäre Kombination dar.

Wenn das Gelenk in Extension und Linksrotation plaziert wird, ist der unilaterale Druck links auf C5 die akzessorische Bewegung, die zu den ausgeprägtesten Symptomen führt.

Patientenkategorie

Hat man die primäre Bewegung, die primäre Kombination, den primären Quadranten und die akzessorische Bewegung festgelegt, muß als nächstes festgestellt werden, um welche Patientenkategorie es sich handelt. Man unterscheidet drei Kategorien:
1. akut,
2. subakut,
3. chronisch.

Die Kategorie richtet sich nach den Reaktionen, die bei der subjektiven und bei der objektiven Untersuchung beobachtet wurden. Ziel ist es, eine einfache Richtlinie zu bekommen, die den Startpunkt bei der Auswahl einer Bewegungsrichtung festlegt.

Kategorie AKUT (Bewegungsdiagramm 1)

1. Beginn vor weniger als 48 Stunden,
2. der Bewegungsumfang der primären Bewegung beträgt weniger als die Hälfte,
3. der Schmerzscore beträgt auf einer visuellen Analogskala (1–10) im allgemeinen mehr als 5,
4. es können unregelmäßige oder regelmäßige Muster auftreten,

5. auf dem Bewegungsdiagramm liegen ein schmerzbedingter Widerstand und ein Spasmus vor; sie beginnen meist, bevor die Hälfte des Bewegungsumfangs erreicht ist. Meist durch Schmerzen eingeschränkt,
6. die Symptome treten meist lokal auf, können aber auch ausstrahlend sein.

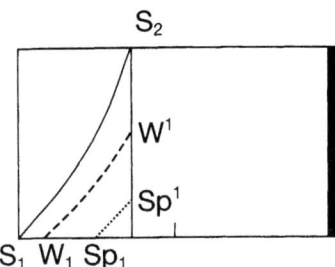

S = Schmerz
W = Widerstand
Sp = Spasmus

Bewegungsdiagramm 1

Kategorie SUBAKUT (Bewegungsdiagramm 2)

1. der Beginn der Symptomatik liegt mehr als 48 Stunden, aber weniger als 6 Wochen zurück.
2. die primäre Bewegung beträgt die Hälfte oder mehr des normalen Bewegungsumfangs,
3. der Schmerzscore beträgt auf einer visuellen Analogskala 5 oder weniger,
4. ein regelmäßiges Muster kann vorherrschen, aber ein unregelmäßiges Muster kann noch vorliegen,
5. der Widerstand auf dem Bewegungsdiagramm beginnt, bevor der halbe Bewegungsumfang erreicht ist. Schmerz und Spasmus liegen meist vor, sind aber nicht schwerwiegend. Limitierung aufgrund von Widerstand,
6. die Symptome können lokal oder ausstrahlend sein.

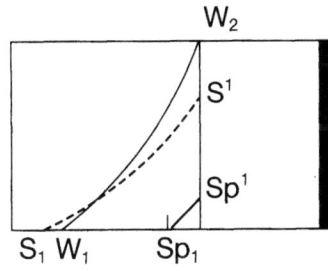

S = Schmerz
W = Widerstand
Sp = Spasmus

Bewegungsdiagramm 2

Kategorie CHRONISCH (Bewegungsdiagramm 3)

1. der Beginn liegt mehr als 6 Wochen zurück
2. die primäre Bewegung beträgt mehr als die Hälfte des Bewegungsumfangs,
3. auf einer visuellen Analogskala beträgt der Schmerzscore meist weniger als 5,
4. regelmäßige Muster dominieren im allgemeinen,
5. Bewegungsdiagramme zeigen einen Widerstand, der früh im Bewegungsumfang beginnt. Der Schmerzpegel ist gering. Die Limitierung ist immer durch Widerstand bedingt,
6. die Symptome treten lokal auf, oder sie sind fortgeleitet.

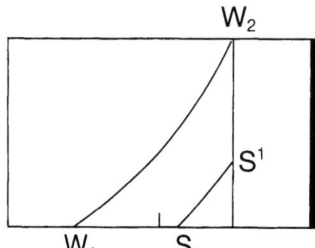

S = Schmerz
W = Widerstand

Bewegungsdiagramm 3

Auswahl der anfänglichen Behandlungstechnik und Behandlungssequenz

Akute Krankheitsbilder

In der akuten Kategorie mit regelmäßigen Dehnungs- oder Kompressionsmustern richtet sich die Richtung der anfänglichen Behandlungsmaßnahme immer zum entgegengesetzten Quadranten, und die Folge der Behandlungstechniken ist dieselbe wie bei den Untersuchungsmaßnahmen.

Man sollte jedoch beachten, daß es zwar logisch ist, die Bewegungskombinationen zur Behandlung in derselben Reihenfolge wie die Untersuchungstests anzuwenden, daß dies aufgrund bestimmter physischer Schwierigkeiten aber nicht immer möglich ist. Wenn z. B. die gewählte Behandlungsbewegung eine passive Extension in Lateralflexion nach rechts ist, so können die Größe des Patienten oder die Statur des Therapeuten die Durchführung dieser Technik sehr erschweren. In dieser Situation kann die rechtsseitige Flexion in Extension als geeignete Alternative gewählt werden.

Ein Patient mit Schmerzen im linken Gesäß mit einem regelmäßigen Kompressionsmuster könnte Symptome zeigen, wie sie im Kastendiagramm 7 dargestellt sind.

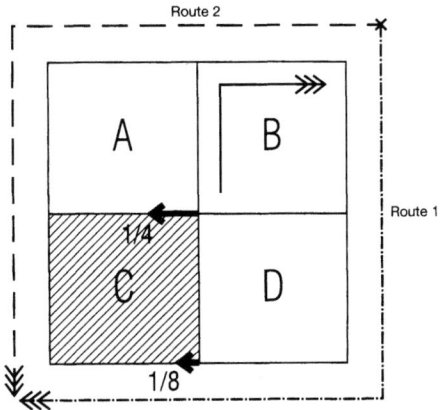

Kastendiagramm 7 (oben)

Die Lateralflexion nach links ist die primäre Bewegung, sie ist auf ein Viertel des Bewegungsumfangs eingeschränkt. Die Lateralflexion nach links in Extension ist die primäre, auf ein Achtel des Bewegungsumfangs eingeschränkte Kombination. Die zuerst gewählte Technik ist die Lateralflexion nach rechts in Flexion, dargestellt durch den dreifachen Pfeil.

Sequenz

Route 1
1. (r) Lateralflexion in Flexion
2. (r) Lateralflexion in Extension
3. (l) Lateralflexion in Extension

oder

Route 2
1. (r) Lateralflexion in Flexion
2. (l) Lateralflexion in Flexion
3. (l) Lateralflexion in Extension

Route 1 ist wahrscheinlich die weniger schmerzhafte Richtung, da sie einen sanfteren Zugang zu der primären Kombination Lateralflexion nach links in Extension darstellt.

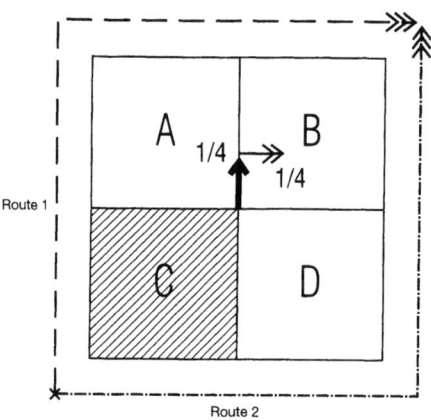

Kastendiagramm 8

Im Kastendiagramm 8 sind regelmäßige Dehnmuster für einen Schmerz im linken Gesäß, akute Kategorie, dargestellt. Die Flexion ist die primäre Bewegung, sie ist auf ein Viertel eingeschränkt. Die Lateralflexion nach rechts in Flexion ist die primäre Kombination, die im Vergleich zum Bewegungsumfang der Lateralflexion nach links in Flexion ebenfalls auf ein Viertel eingeschränkt ist. Symptome manifestieren sich im C-Quadranten. Die Ausgangsposition ist die Lateralflexion nach links in Extension.

Vorschlag für die Bewegungssequenz

Route 1
1. (l)   Lateralflexion   in   Extension
2. (l)   Lateralflexion   in   Flexion
3. (r)   Lateralflexion   in   Flexion

oder

Route 2
1. (l)   Lateralflexion   in   Extension
2. (r)   Lateralflexion   in   Extension
3. (r)   Lateralflexion   in   Flexion

Route 1 ist wahrscheinlich weniger schmerzhaft.

In den Kategorien subakute und chronische regelmäßige Dehnungs- und Kompressionsmuster können dieselben Prinzipien angewandt werden. Der Startpunkt kann näher an der primären Kombination liegen, außer wenn distale Symptome und neurologische Zeichen vorliegen. In diesen Fällen ist es immer am besten, in der Gegenrichtung zu beginnen und in derselben Reihenfolge fortzufahren wie bei einem akuten Bild. Die folgende Sequenz kann angewandt werden, abhängig von der Reaktion auf die Behandlung.

Subakute Kategorie, regelmäßiges Kompressionsmuster

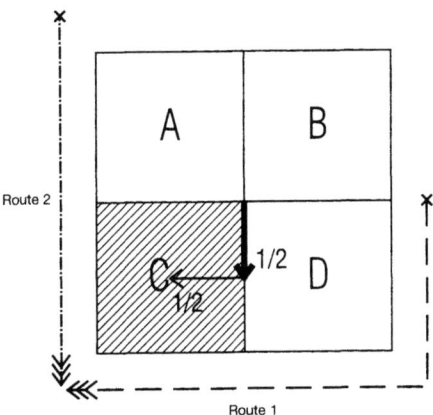

Kastendiagramm 9

Die Symptome treten im C-Quadranten auf. Extension ist die primäre Bewegung, sie ist auf die Hälfte eingeschränkt; die Lateralflexion nach links in Extension ist die primäre Kombination, sie ist im Vergleich zu der anderen Seite ebenfalls um die Hälfte eingeschränkt.

Sequenz

Route 2

1. (l) Lateralflexion in Flexion
2. (l) Lateralflexion in Normalposition
3. (l) Lateralflexion in Extension

oder

Route 2

1. (r) Lateralflexion in Normalposition
2. (r) Lateralflexion in Extension
3. (l) Lateralflexion in Extension

Route 2 ist wahrscheinlich die weniger schmerzhafte Sequenz, da sie einen sanfteren Zugang zu der primären Kombination darstellt.

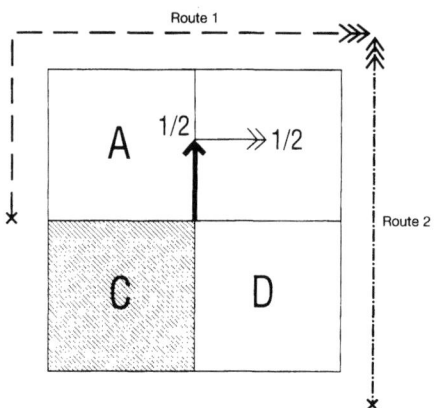

Kastendiagramm 10

Regelmäßige Dehnungsmuster bei Schmerzen im Gesäß links, subakute Kategorie, sind im Kastendiagramm 10 dargestellt. Die Symptome treten im Quadranten C auf. Die Flexion ist die primäre Bewegung, sie ist auf die Hälfte eingeschränkt. Die Lateralflexion nach rechts in Flexion ist die primäre Kombination, sie ist im Vergleich zur Gegenseite um die Hälfte eingeschränkt.

Vorschlag für die Behandlungssequenz

Route 1
1. (l) Lateralflexion in Normalposition
2. (l) Lateralflexion in Flexion
3. (r) Lateralflexion in Flexion

oder

Route 2
1. (r) Lateralflexion in Extension
2. (r) Lateralflexion in Normalposition
3. (r) Lateralflexion in Flexion

Route 1 ist wahrscheinlich die weniger schmerzhafte Sequenz, da sie einen sanfteren Zugang zu der primären Kombination darstellt.

Chronische Kategorie

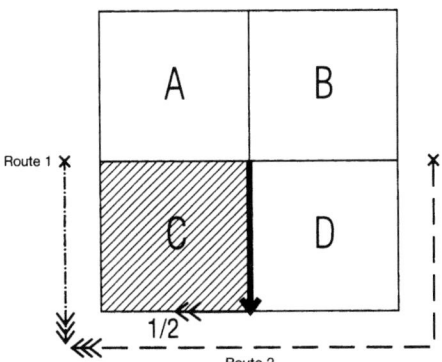

Kastendiagramm 11

Kastendiagramm 11 zeigt die Manifestation und Behandlung eines Patienten mit Schmerzen im linken Gesäß mit einem regelmäßigen Kompressionsmuster. Die primäre Bewegung ist die Extension, sie kann in vollem Umfang durchgeführt werden. Die primäre Kombination ist die Lateralflexion nach links in Extension, sie ist um die Hälfte eingeschränkt.

Vorschlag für die Behandlungssequenz

Route 1
1. (l) Lateralflexion in Normalposition
2. (l) Lateralflexion in Extension

oder

Route 2
1. (r) Lateralflexion in Normalposition
2. (r) Lateralflexion in Extension
3. (l) Lateralflexion in Extension

Route 2 ist wahrscheinlich weniger schmerzhaft, da sie einen sanfteren Zugang zu der primären Kombination darstellt.

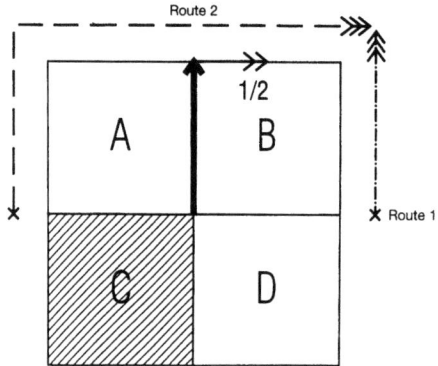

Kastendiagramm 12

Regelmäßige Dehnungsmuster bei Schmerzen im linken Gesäß, chronische Kategorie, sind im Kastendiagramm 12 dargestellt. Die Symptome treten im C-Quadranten auf. Die Flexion ist die primäre Bewegung, sie kann voll durchgeführt werden. Die Lateralflexion nach rechts in Flexion ist die primäre Kombination, sie ist auf die Hälfte eingeschränkt.

Vorschlag für die Behandlungssequenz

Route 1
1. (r) Lateralflexion in Normalposition
2. (r) Lateralflexion in Flexion

oder

Route 2
1. (l) Lateralflexion in Normalposition
2. (l) Lateralflexion in Flexion
3. (r) Lateralflexion in Flexion

Route 2 ist vermutlich die weniger schmerzhafte Sequenz, da sie einen sanfteren Zugang zu der primären Kombination darstellt.

Unregelmäßige Muster

Wahrscheinlich wird eines Tages gezeigt, daß alle Muster für eine bestimmte anatomische Struktur oder ein pathologisches Syndrom regelmäßig sind. Es wird jedoch gesagt, daß einige unregelmäßige Muster entzündlichen oder akut diskogenen Ursprungs sind.

Unabhängig davon können die oben beschriebenen Prinzipien für regelmäßige Kompressions- und Dehnungsmuster angewendet werden.

Kastendiagramm 13 stellt einen akuten Schmerz im linken Gesäß mit unregelmäßigem Muster dar.

Wahl der Technik

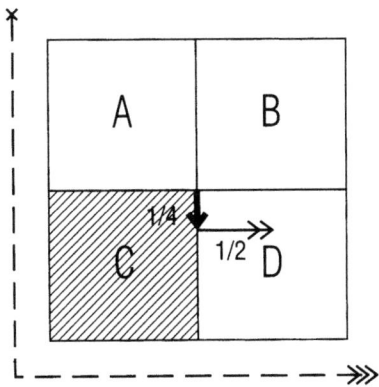

Kastendiagramm 13

Die Schmerzen manifestieren sich im C-Quadranten. Die Extension ist die primäre Bewegung, sie ist auf ein Viertel eingeschränkt. Die Lateralflexion nach rechts in Extension ist die primäre Kombination, sie ist im Vergleich zur Gegenseite auf die Hälfte eingeschränkt. Der Quadrant A ist vermutlich der beste Ausgangspunkt, da hier die Bewegung weg von der primären Kombination gerichtet werden kann.

Vorschlag für die Behandlungssequenz

1. (l) Lateralflexion in Flexion
2. (l) Lateralflexion in Normalposition
3. (l) Lateralflexion in Extension
4. (r) Lateralflexion in Extension

Es ist ganz wichtig, so früh wie möglich eine gewisse Regelmäßigkeit zu erreichen und die Behandlungstechnik entsprechend anzupassen.

Akzessorische Bewegungen

Die Berücksichtigung akzessorischer Bewegungen bei der Wahl der Behandlungstechnik folgt denselben Prinzipien, die auch für die physiologischen Bewegungen gelten. Akzessorische Bewegungen können die Bewegung, die in einem Wirbelsegment möglich ist, vergrößern oder verkleinern.

Bei der Entscheidung, welche akzessorische Technik in die Behandlung aufgenommen werden soll, müssen zwei Aspekte berücksichtigt werden.
1. Die Art und Weise, in der die Richtung der akzessorischen Technik variiert werden kann, um die komprimierende oder dehnende Wirkung weiter zu vergrößern oder zu verkleinern.
2. Die Reproduktion der Symptome durch die akzessorische Bewegung.

Halswirbelsäule

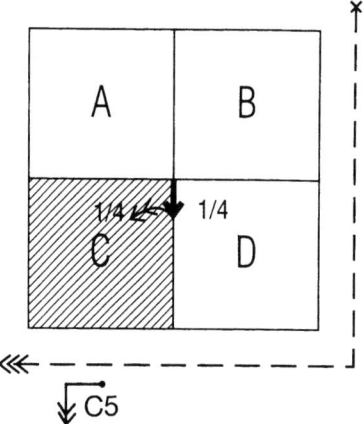

Kastendiagramm 14

Ein Beispiel für die Anwendung akzessorischer Bewegungen im Bereich der Halswirbelsäule ist im Kastendiagramm 14 dargestellt. Es zeigt Symptome eines Patienten mit Schmerzen links supraskapular und einem akuten regelmäßigen Kompressionsmuster. Die Extension ist die primäre Bewegung, sie ist auf ein Viertel eingeschränkt. Die Linksrotation in Extension ist die primäre Kombination, sie ist im Vergleich zur Gegenseite auf ein Viertel eingeschränkt.

Empfohlene Sequenz der physiologischen Bewegung

1. Rechtsrotation in Flexion
2. Rechtsrotation in Normalposition
3. Rechtsrotation in Extension
4. Linksrotation in Extension

Nimmt man an, daß das betroffene Segment C3/C4 ist, so stellt man fest, daß bei der Rechtsrotation in Flexion (RR in F) die linke untere Facette von C3 sich in Relation zur linken oberen Facette von C4 nach rechts gedreht und nach oben bewegt hat. Damit verstärkt ein posterior-anteriorer Druck über der linken unteren Facette von C3 die Bewegung weiter, besonders wenn die Bewegung nach kranial gerichtet wird. Ein posterior-anteriorer Druck über der linken oberen Facette von C4 verstärkt die Bewegung ebenfalls, wenn er nach kaudal gerichtet wird, das gleiche gilt für einen nach kaudal gerichteten anterior-posterioren Druck. Eine dieser Methoden sollte zu Beginn der Behandlung gewählt werden.

In der oben beschriebenen Sequenz physiologischer Bewegungen wird das Gelenk allmählich in Richtung einer Linksrotation in Extension bewegt. In dieser Position hat sich die linke untere Facette von C3 nach links gedreht und relativ zur linken oberen Facette von C4 nach unten bewegt.

In der Position Rechtsrotation in Flexion kann eine leichte Bewegung in Richtung auf diese Endposition durchgeführt werden, indem man über der linken Facette von C3 einen anterior-posterioren unilateralen Druck ausübt, besonders, wenn dieser nach kaudal gerichtet wird. Ein posterior-anteriorer Druck über der linken oberen Facette von C4, der nach kranial gerichtet ist, hat eine ähnliche Wirkung. Diese Bewegungen führen zu einer leichten Kompression oder zu einem „Schließen" des Gelenks auf der linken Seite. Diese komprimierende Wirkung wird verstärkt, wenn man das Gelenk vor der Anwendung der akzessorischen Technik in Rechtsrotation in Neutralstellung bringt. Folgendes Schema verdeutlicht die mögliche Sequenz der akzessorischen Methoden eines unilateralen linksseitigen Drucks, die in dem genannten Beispiel angewendet werden können.

1. RR in F	⇊ C3 nach kranial	⇊ C4 nach kaudal	
	⇈ C4 nach kaudal	⇈ C3 nach kranial	
dann	⇊ C3 nach kaudal	⇊ C4 nach kranial	
	⇈ C4 nach kranial	⇈ C3 nach kaudal	
2. RR in N	⇊ C3 nach kranial	⇊ C4 nach kaudal	
	⇈ C4 nach kaudal	⇈ C3 nach kranial	
dann	⇊ C3 nach kaudal	⇊ C4 nach kranial	
	⇈ C4 nach kranial	⇈ C3 nach kaudal	
3. RR in E	⇊ C3 nach kranial	⇊ C4 nach kaudal	
	⇈ C4 nach kaudal	⇈ C3 nach kranial	
dann	⇊ C3 nach kaudal	⇊ C4 nach kranial	
	⇈ C4 nach kranial	⇈ C3 nach kaudal	
4. LR in E	⇊ C3 nach kranial	⇊ C4 nach kaudal	
	⇈ C4 nach kaudal	⇈ C3 nach kranial	
dann	⇊ C3 nach kranial	⇊ C4 nach kranial	
	⇈ C4 nach kaudal	⇈ C3 nach kaudal	

Reproduktion der Symptome

Das Wissen über die mechanischen Wirkungen der vorgeschlagenen akzessorischen Behandlung auf das Gelenk ist zwar nützlich, es ist aber auch wichtig, die Reproduktion der Symptome des Patienten mitzuberücksichtigen. Wenn im oben beschriebenen Beispiel die Neutralstellung – eine anterior-posteriore Bewegung über der linken Seite von C3 – den Schulterschmerz, über den der Patient klagt, hervorruft, kann diese Technik gewählt werden anstelle der alternativen Technik z. B. eines posterior-anterioren Drucks über der linken Seite von C4, wenn die zuletzt genannte Technik die Symptome nicht so deutlich reproduziert wie die erstgenannte. Wenn das Problem des Patienten zur Kategorie „schwer" oder „irritierbar" gehört, kann es klug sein, anfangs eine Technik anzuwenden, die den ausstrahlenden Schmerz nicht reproduziert. In der Praxis wird oft die Technik gewählt, die die Symptome hervorruft, aber die Stellungen der Gelenke werden so verändert, daß der Schmerz nicht mehr reproduziert wird. Erreicht man allmählich die schmerzhafteste Position, kann es sein, daß bei der Behandlung alle oder einige Symptome des Patienten reproduziert werden.

Brustwirbelsäule

Dieselben Prinzipien gelten für die Brustwirbelsäule, die Rippen-Wirbel-Gelenke müssen jedoch bei den entsprechenden Maßnahmen berücksichtigt werden. Man muß sich klar machen, daß ein unilateraler Druck über dem Rippenwinkel eine ähnliche Wirkung auf die Wirbel hat wie die Rotation zur selben Seite. D. h., ein Druck auf die 3. Rippe (Rippenwinkel) führt zu einer ähnlichen Bewegung wie die Rechtsrotation von Th3.

Lendenwirbelsäule

Die Anwendung akzessorischer Bewegungen in Bereich der Lendenwirbelsäule folgt ähnlichen Prinzipien. Es ist wichtig, sich klarzumachen, daß unilateraler Druck über den Apophysealgelenken (eher als über den Querfortsätzen) sich hinsichtlich der Wirkung auf die Lateralflexion, Flexion oder Extension leichter beschreiben läßt. Als Beispiel soll ein Schmerz im linken Gesäß mit einem akuten regelmäßigen Kompressionsmuster dienen, wie er im Kastendiagramm 15 dargestellt ist.

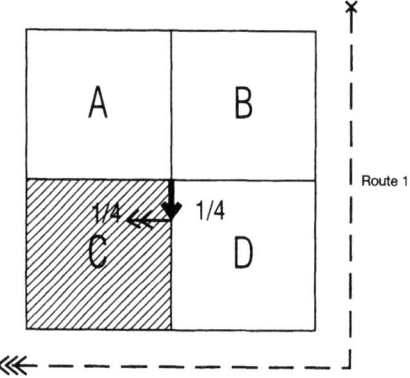

Kastendiagramm 15

Die Extension ist die primäre Bewegung, sie ist auf ein Viertel eingeschränkt. Die Lateralflexion nach links in Extension ist die primäre Kombination, sie ist im Vergleich zur Gegenseite auf ein Viertel limitiert. Folgende Sequenz wird gewählt:

Route 1
1. (r) Lateralflexion in Flexion
2. (r) Lateralflexion in Normalposition
3. (r) Lateralflexion in Extension
4. (l) Lateralflexion in Extension

Unilateraler Druck links wird folgendermaßen appliziert.

1. (r) LF in F

   ☞ L3 nach kranial

   ☞ L4 nach kaudal

   ☞ L3 nach kaudal

   ☞ L4 nach kranial

2. (r) LF in N

   ☞ L3 nach kranial

   ☞ L4 nach kaudal

   ☞ L3 nach kaudal

   ☞ L4 nach kranial

3. (r) LF in E

   ☞ L3 nach kranial

   ☞ L4 nach kaudal

   ☞ L3 nach kaudal

   ☞ L3 nach kranial

4. (l) LF in E

   ☞ L4 nach kaudal

   ☞ L3 nach kranial

   ☞ L4 nach kranial

   ☞ L3 nach kaudal

Obere Halswirbelsäule

Symptome mechanischen Ursprungs in diesem Bereich verteilen sich auf das Hinterhaupt und den Kopf. Ein Großteil der zervikalen Kopfschmerzen mit mechanischen Ursachen gehen von den Apophysealgelenken und den Weichteilen in diesem Bereich aus.

Akzessorische Bewegungen bewähren sich in der oberen Halswirbelsäule mit Abstand am besten. Die Wahl der Technik basiert deshalb auf den mechanischen Prinzipien, die in Kapitel 4 beschrieben sind. Im folgenden wird die Auswahl und die Behandlungssequenz empfohlen.

a) Rechtsseitiger Kopfschmerz, ausgehend von C0/C1. Primäre Kombination ist die Flexion und Rechtsrotation

1. ⚐ C1 in Neutralstellung
2. ⚐ C1 in Flexion und (r) Rotation
3. ⚐ C1 in Flexion und (r)

b) Linksseitiger Kopfschmerz, ausgehend von C0/C1
   Extension und Rechtsrotation ist die primäre Kombination

1. ⚐ C1 in Neutralstellung
2. ⚐ C1 in Extension und (r) Rotation
3. ⚐ C1 in Extension und (r) Rotation

c) Rechtsseitiger Kopfschmerz, ausgehend von C1/C2
   Rechtsrotation und Flexion ist die primäre Kombination

1. ⚐ C2 neutral
2. ⚐ C1 neutral
3. ⚐ C1 (r) Rotation und Flexion
4. ⚐ C2 (r) Rotation und Flexion
5. ⚐ C2 (r) Rotation und Flexion
6. ⚐ C1 (r) Rotation und Flexion

d) Linksseitiger Kopfschmerz, ausgehend von C1/C2
   Linksrotation und Extension ist die primäre Kombination

1. ⚐ C2 neutral
2. ⚐ C1 neutral
3. ⚐ C1 (l) Rotation und Extension
4. ⚐ C2 (l) Rotation und Extension
5. ⚐ C2 (l) Rotation und Extension
6. ⚐ C1 (l) Rotation und Extension

Zusammenfassung der Palpationswirkungen

Obere Halswirbelsäule	Zunahme der Gelenkbewegung links	Abnahme der Gelenkbewegung links
Untersuchung des linken Atlantookzipitalkomplexes		
LR in F	↓ C1	↑ C1
RR in E	↑ C1	↓ C1
Untersuchung des linken Atlantoaxialkomplexes		
F in LR	↑ C1 ↓ C2	↓ C1 ↑ C2
E in LR	↑ C1 ↓ C2	↓ C1 ↑ C2
F in RR	↓ C1 ↑ C2	↑ C1 ↓ C2
E in RR	↓ C1 ↑ C2	↑ C1 ↓ C2

LR = Linksrotation
RR = Rechtsrotation
F = Flexion
E = Extension
LLF = Linkslateralflexion
RLF = Rechtslateralflexion

Mittlere Halswirbelsäule Untersuchung von C3/C4 links	Zunahme der Gelenkbewegung links	Abnahme der Gelenkbewegung links
RR in F	↟ C4 ↡ C4 nach kaudal ↟ C3 ↡ C3 nach kranial	↟ C4 ↡ C4 nach kranial ↟ C4 ↡ C4 nach kaudal
(l) R in E	↟ C4 ↡ C4 nach kranial ↟ C3 ↡ C3 nach kaudal	↟ C4 ↡ C4 nach kaudal ↡ C3 ↡ C3 nach kranial
Untere Halswirbelsäule C7-Th1 RR in F LR in E	wie bei C3/C4 außer klinisch auf der 1. Rippe ist die Wirkung der Palpation zu erhöhen. Links zwischen C6-Th1 wie oben beschrieben	
Brustwirbelsäule Th5/Th6		
LR in E	↡ Th5 nach kaudal ↡ Th6 nach kranial ↡ R5	↡ Th5 nach kranial ↡ Th6 nach kaudal ↡ R6
RR in F	↡ Th5 nach kranial ↡ Th6 nach kaudal ↡ rotiert Th5 nach links	↡ Th5 nach kaudal ↡ Th6 nach kranial ↡ R6 rotiert Th5 nach rechts
Lendenwirbelsäule L3/L4		
	↡ L4 nach kranial ↡ L3 nach kaudal	↡ L3 nach kranial ↡ L4 nach kaudal
LLF in E	↡ L3 nach kranial	↡ L4 nach kranial
RLF in F	↡ L4 nach kaudal	↡ L3 nach kaudal

Literatur

Grieve, G.P. (1988) Common vertebral joint problems, 2. Aufl. Churchill Livingstone, Edinburgh, S. 442–447

Maitland, G.D. (1986) Vertebral manipulation, 5. Aufl. Butterworths, London, S. 115–143

Schlußfolgerung

Passive Bewegungen werden in der Behandlung von Rückenschmerzen mechanischen Ursprungs häufig angewendet. Wenn sie auf einer sorgfältigen Diagnose basieren, sind sie eine nützliche Behandlungsmethode.

Nur zu oft nehmen verschiedene Methoden Ergebnisse für sich in Anspruch, die bestenfalls nicht untermauert sind. Die Grundlagen einer sorgfältigen Anamneseerhebung, einer ausführlichen körperlichen Untersuchung, genauer und spezieller Techniken und die daraus resultierende Beurteilung sind immer noch die Basis für eine vernünftige Behandlung.

Praktikern der manipulativen Therapie kommt bei der Gesamtbehandlung von Rückenschmerzen eine wichtige Aufgabe zu; ihre Rolle muß jedoch in der richtigen Pespektive gesehen werden. Es besteht kein Zweifel, daß diejenigen, die in der manipulativen Therapie gut ausgebildet sind, die Wirbelsäule kompetent untersuchen und die Technik sorgfältig anwenden können. Die meisten kommen zu einer adäquaten Beurteilung. Kombinationsbewegungen sind im wesentlichen ein zusätzliches Hilfsmittel, das dem Praktiker der manipulativen Therapie dabei hilft, seine Fähigkeiten hinsichtlich der oben genannten Gesichtspunkte zu verbessern.

Die Anwendung von Kombinationsbewegungen sollte als einfache Erweiterung der manipulativen Basistherapie angesehen und als solche praktiziert werden. Je mehr der Therapeut sie anwendet, um so sicherer wird er sie handhaben.

Wenn man über die Richtung entscheidet, in der eine Technik appliziert werden soll, kann man einfach diese Maßnahme anwenden, aber dies entbindet in keiner Weise von der Durchführung einer genauen Beurteilung. Dies unterstreicht jedoch die Bedeutung der Gelenkposition, die wichtiger ist als der Bewegungsgrad, da in der Mehrzahl der Fälle Techniken im Endbereich des verfügbaren Bewegungsumfangs angewendet werden.

Unter der Voraussetzung, daß eine richtige Untersuchung und Beurteilung durchgeführt wird, kann die Einteilung von Patienten in akute, subakute und chronische Kategorien bei der Wahl der Technik und der Position des Gelenks und dann bei der Anwendung der Technik helfen. Die Behandlungssequenz folgt danach einem einfachen Muster. Kombinationsbewegungen sind für den Praktiker eine nützliche Erweiterung seines Behandlungsrüstzeugs, wenn sie richtig durchgeführt werden. Ihre Anwendung ist immer wünschenswert, manchmal sogar von ganz wesentlicher Bedeutung, wenn es darum geht, Rückenschmerzen mechanischen Ursprungs mit passiven Bewegungsmaßnahmen zu behandeln.

Sachverzeichnis

A

Anamnese 3
Aktive physiologische Bewegungen 6 ff
Akute Kategorie 111 f
Akzessorische Bewegungen 94 ff
– der Brustwirbelsäule 98 ff
– der Halswirbelsäule 95 ff
– der Lendenwirbelsäule 25 ff
– in der Wahl der Technik 120–125
Atlantoaxialgelenk s. Atlantoaxialkomplex
Atlantoaxialkomplex
– Anatomie 43 f
– kombinierte Bewegungen 61 ff
– Palpation 126
– physiologische Bewegungen 51 ff
Atlantookzipitalgelenk s. Atlantookzipitalkomplex
Atlantookzipitalkomplex
– Anatomie 42 ff
– kombinierte Bewegungen 57 ff
– Palpation 126
– physiologische Bewegungen 45 ff
Atlas
– Anatomie 42 f
– anteriorer Druck links 65 ff, 72 ff
– Flexion und Rotation nach links 70
– Flexion und Rotation nach rechts 69, 71 ff
Axis
– Anatomie 42 f
– anteriorer Druck über der linken Massa lateralis 71
– posteriorer Druck über der linken Massa lateralis 70

B

Behandlungssequenz 113 ff
Behandlungstechniken
– physiologische 23 ff
Beobachtung 4 ff
Bewegung
– akzessorische s. akzessorische Bewegungen
– kombinierte s. Kombinationsbewegungen
– primäre 107
Bewegungsdiagramm 108 ff
Bewegungsmuster 102 ff
– physiologische s. Physiologische Bewegungen
– regelmäßige 104 f
– unregelmäßige 105 f
Brustwirbelsäule 98 ff

C

C6-Th1, akzessorische Bewegungen 97
Chronische Kategorie 112 f, 118

D

Dermatom 7
Distraktion des Iliosakralgelenks 38
Druck
– auf den Atlas 65 ff, 72 ff
– auf den Axis 70 f
– kaudal gerichteter, auf die erste Rippe links 97
– lumbal
– – sakral, apikal 39
– – transversal 28
– – unilateral 124
– – zentral 25
– thorakal 101

E

Extension
– des Atlantoaxialkomplexes 51 ff
– – in Rechtsrotation 63 ff
– – Untersuchung 54, 64
– der Brustwirbelsäule, in Rechtsrotation 100
– des Halses, in Rotation 95
– der Halswirbelsäule (mittlere-untere)
– – in Lateralflexion nach rechts 89
– – in Linksrotation 87
– – in Rechtsrotation 92
– – Untersuchung 80
– des Kopfes in Rechtsrotation 67 f, 75
– der Lendenwirbelsäule
– – in Lateralflexion nach links 21
– – in Lateralflexion nach rechts 24
– – Untersuchung 13 f, 21 f

F

Flexion
– des Atlantoaxialkomplexes 51 f, 61 f
– des Atlantookzipitalkomplexes 43 ff, 57 f
– des Atlas
– – und Linksrotation 70
– – und Rechtsrotation 69 ff
– der Brustwirbelsäule 98, 101
– des Halses 96
– der Halswirbelsäule (mittlerer-unterer Bereich)
– – in Extension 89
– – in Rechtsrotation 86, 90, 93
– – Untersuchung 78, 82
– des Kopfes 65, 70
– der Lendenwirbelsäule
– – Untersuchung 11 f, 19 ff, 23 f, 27 ff, 31 ff
Fossa suprascapularis 110 f

G

Gangbild 9
Gelenkform 5 f
Gelenkstellung 5 f, 107
Gelenkverbindungen 43

H

Hals
– Flexion 96
– Rotation 95
Halswirbelsäule
– mittlere-untere 76 ff
– obere 42 ff
Haltung 4 f
Hypermobilität der Lendenwirbelsäule 41
Hypomobilität 9

Sachverzeichnis

I

Iliosakralgelenk 35 ff
- Distraktion 38
- Kompression 37
Irritabilität 2

K

Körperschema 1
Kombinationsbewegungen
- des Atlantoaxialkomplexes 61 ff
- des Atlantookzipitalkomplexes 57 ff
- der Halswirbelsäule (mittlerer-unterer Bereich) 84 ff
- der Lendenwirbelsäule 18 ff
Kompression des Iliosakralgelenks 37
Kompressionsmuster 104 ff, 109 ff, 121, 123
Kopf
- Extension und Rechtsrotation 67 f, 75
- Flexion 65 ff
- - und Linksrotation 65 f
- - und Rechtsrotation 69 ff

L

Lateralflexion
- der Lendenwirbelsäule 15 f
- - in Extension 21 f
Lendenwirbelsäule 9–41, 123 f
- Extension 13 f
- Flexion 11 f
- Kombinationsbewegungen 18 ff
- Lateralflexion 15 f
- Rotation 17
Ligamentum
- apicis dentis 43 f
- flavum 43 f
- transversum 43 f

M

Mobilisation der Lendenwirbelsäule 30
Myotom 7

N

neurologische Tabelle 7

O

Objektive Untersuchung
- der Halswirbelsäule (mittlerer-unterer Bereich) 76 ff
- der Lendenwirbelsäule 9 ff
Os ilium 35 f

P

Palpation
- der Brustwirbelsäule 127
- der Halswirbelsäule
- - mittlerer-unterer Bereich 94 ff, 127
- - oberer Bereich 65 ff, 126
- der Lendenwirbelsäule 127
- Wirkungen 126 f
Passive akzessorische Bewegungen der Lendenwirbelsäule 25
Passive physiologische Intervertebralbewegungen, Untersuchung 31 ff
Patientenkategorie 111 ff
Physiologische Behandlungstechnik 90 ff
Physiologische Bewegungen
- des Atlantoaxialkomplexes 51 ff
- des Atlantookzipitalkomplexes 45 ff
- der Halswirbelsäule 121 ff
- der Lendenwirbelsäule 31 ff

Q

Querfortsatz des Atlas
- anteriorer Druck 65 ff
- posteriorer Druck 68 f

R

Reflexe 7
Rippe, erste links, nach kaudal gerichteter Druck 97
Rotation
- des Atlantoaxialkomplexes 55 f, 61 ff
- - in Extension 63 f
- - in Flexion 61 f
- - Untersuchung 56, 62, 64
- des Atlantookzipitalkomplexes
- - in Extension 59 f
- - in Flexion 57 f
- - nach links 49 f
- - nach rechts 55 f
- - Untersuchung 61 ff
- des Atlas
- - nach links in Flexion 70
- - nach rechts in Flexion 69, 71 f
- der Brustwirbelsäule
- - in Extension 100
- - in Flexion 98 f, 101
- des Halses
- - nach links, in Extension 95
- - nach rechts in Flexion 96
- der Halswirbelsäule (mittlerer-unterer Bereich) 81 ff
- des Kopfes
- - nach links in Flexion 65 f, 70
- - nach rechts in Extension 67 f, 75
- der Lendenwirbelsäule
- - nach links 17
- - nach rechts 34

S

Sakrum, apikaler Druck 39
Scherungstest 41
Schmerzen
- im Gesäß 108 ff, 113 ff, 117 ff, 123
- im Halswirbelsäulenbereich 42
- im Supraskapularbereich 110 f, 121
Segmentale Hypermobilität, lumbal 41
Sklerotom 7
Subakute Kategorie 112, 115 ff
Subjektive Untersuchung 1 ff
Supraskapulare Schmerzen 110 f, 121
Symptom
- Aufzeichnung 1
- Reproduktion 122 f
- Behandlungstechnik in Bezug auf 108
Symptomverhalten 1

T

Tagesverlauf 2 f
Technik, Wahl der 107 ff
Therapeutische Techniken (s. Behandlungstechniken) 23 ff
Trendelenburg-Zeichen 9

U

Untersuchung
– Brustwirbelsäule 98 ff
– Halswirbelsäule
– – mittlerer-unterer Bereich 76–89
– – oberer Bereich 45–64
– Lendenwirbelsäule 9–22
– objektive 4 ff
– subjektive 1 ff

V

Vorgeschichte 3

If you have any concerns about our products,
you can contact us on
ProductSafety@springernature.com

In case Publisher is established outside the EU,
the EU authorized representative is:
**Springer Nature Customer Service Center GmbH
Europaplatz 3, 69115 Heidelberg, Germany**

Printed by Libri Plureos GmbH
in Hamburg, Germany